GUÉRISON

DE LA

PHTHISIE PULMONAIRE

TUBERCULEUSE

PAR

LA GYMNASTIQUE PULMONAIRE

APPLICATION A LA CURE

DE L'ASTHME

DES NÉVROSES DÉPENDANT D'UNE HÉMATOSE INCOMPLÈTE

DE LA

MÉTHODE RESPIRATOIRE

DU

DOCTEUR S. GUIRETTE

Médecin de la Faculté de Paris, Chevalier de la Légion d'honneur

PARIS

HENRI PLON, IMPRIMEUR-ÉDITEUR

RUE GARANCIERE, 10

ET CHEZ L'AUTEUR, RUE GAILLON, 13.

1867

GUÉRISON

DE LA

PHTHISIE PULMONAIRE

TUBERCULEUSE

PAR

LA GYMNASTIQUE PULMONAIRE

PARIS TYPOGRAPHIE DE HENRI PLON, IMPRIMEUR DE L'EMPEREUR,
RUE GARANCIÈRE, 8.

GUÉRISON

DE LA

PHTHISIE PULMONAIRE

TUBERCULEUSE

PAR

LA GYMNASTIQUE PULMONAIRE

APPLICATION A LA CURE

DE L'ASTHME

DES NÉVROSES DÉPENDANT D'UNE HÉMATOSE INCOMPLÈTE

DE LA

MÉTHODE RESPIRATOIRE

DU

DOCTEUR S. GUIRETTE

Médecin de la Faculté de Paris, Chevalier de la Légion d'honneur.

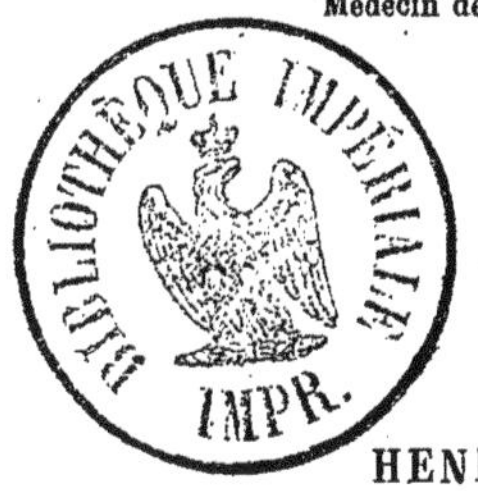

PARIS

HENRI PLON, IMPRIMEUR-ÉDITEUR

RUE GARANCIÈRE, 10

ET CHEZ L'AUTEUR, RUE GAILLON, 13.

1867

INTRODUCTION.

I.

« Il est des maladies autour desquelles tant de matériaux ont été entassés, que l'esprit ne les envisage plus qu'avec une sorte de satiété et de lassitude. La phthisie est de ce nombre. » Ces paroles, peu encourageantes, nous les transcrivons des premières lignes de la préface d'un ouvrage sur la thérapeutique de la phthisie récemment publié par un professeur distingué [1].

Longtemps avant de nous décider à offrir au lecteur cet opuscule, résumé de nos travaux de douze années sur la redoutable maladie dont il est question, nous nous trouvions en effet dans les conditions les plus défavorables qui pussent échoir à un écrivain abordant ce sujet.

La phthisie pulmonaire est tombée à ce point dans le domaine de tous, que, pour en traiter *ex professo*, avec quelque chance de commander l'attention des

[1] J. B. Fonssagrives, professeur d'hygiène à la Faculté de médecine de Montpellier.

médecins et du public, — *nous disons commander, nous ne disons pas surprendre ;* c'est une autre affaire, — il y a nécessité de jouir d'une autorité, tout au moins d'avoir une notoriété médicale incontestable, condition qui permet de parler *verbo magistri.*

Or nous ne pouvons nous réclamer de rien de pareil, n'ayant l'honneur d'appartenir à aucune corporation savante officielle; simple praticien, si ce travail ne fait de nous *quelqu'un,* nous sommes et nous restons le premier venu.

Dans le champ de la phthisiologie, il est une partie que le premier venu est encore volontiers admis à explorer, et dans laquelle le public médical est assez facilement porté à tenir compte des fruits d'un labeur persévérant et consciencieux.

Cette partie est l'anatomie pathologique de la tuberculose.

Or il ne nous a pas été donné, le scalpel, le verre à expérience ou le microscope en main, de grossir par une savante contribution les travaux des Hébert, des Mandl, des Virchow, des Villemin, des Empis..... Nous ne sommes qu'un simple praticien.

Mais la thérapeutique de la phthisie, sol fertile en désillusions cruelles, non moins fertile, hélas ! en insignes duperies, voilà la partie du champ mise en interdit, frappée du *Tabou* des préventions sceptiques de la science. Le médecin épris de son art, ami dévoué de l'humanité, y creuse silencieusement, obstinément son sillon, le plus souvent stérile, tandis que

la cohue des charlatans s'y dispute bruyamment le
regain indéfiniment renaissant qu'y fait pousser la
crédulité populaire.

Aussi le premier ose-t-il à peine parler de ses trou-
vailles, dans la crainte d'être confondu avec les autres.
Cette pudeur, nous la connaissons. Elle a retenu notre
voix et notre plume, jusqu'à ce que l'évidence impérieuse des faits nous ait dit : Tu peux, tu dois parler.

Nous nous présentons donc comme auteur d'une
méthode curative nouvelle de la tuberculose.

La défiance du public intelligent, le scepticisme du
corps médical, l'indifférence impatiente des sociétés
savantes officielles, voilà l'accueil que nous sommes
à peu près certain de rencontrer. Est-ce un motif suf-
fisant pour se taire et s'endormir indolent sur l'oreiller
du repos ? Non. Et pourquoi ? Parce que nous sommes
convaincu de la bonté de notre œuvre. Aussi avons-
nous pris d'avance notre parti. Nous nous efforcerons
de tenir, avec toute la fermeté et la dignité en nous,
mais aussi avec toute la convenance possible, notre
rôle forcément ingrat d'inventeur en thérapeutique
antituberculeuse.

« Ce n'est pas toujours, ni même le plus souvent,
a très-judicieusement remarqué M. L. Peisse [1],
par des motifs intéressés que les découvertes sont
d'ordinaire méconnues, combattues, repoussées. Cette
opposition a des causes plus profondes, nécessaires,
et jusqu'à un certain point légitimes.

[1] L. Peisse, *La médecine et les médecins*, t. I, p. 10.

1.

» Il y a toujours, dans le milieu scientifique où se produit une idée nouvelle, des motifs plus ou moins valables de résistance. Les novateurs ne sont communément ni modestes ni modérés ; ils sont exigeants, impérieux, contempteurs et censeurs. Or, les hommes veulent bien être instruits, mais non humiliés, et il est naturel qu'ils n'acceptent pas volontiers ce qu'on leur présente implicitement comme une démonstration de leur ignorance. »

Si nous prenons pour nous ces ingénieuses paroles, au risque de nous faire imputer de priser trop haut le grain de sénevé que notre fortune de praticien nous a donné de rencontrer d'abord, puis de faire croître et fructifier avec un succès qui dépasse nos espérances, c'est pour nous appliquer à titre préventif la critique qu'elles renferment. Non, il ne dépendra pas de notre attitude d'exposant, pas plus que de nos appréciations des idées d'autrui, que le jury de l'opinion, auquel nous allons demander la consécration de notre œuvre, trouve, en dehors de notre sujet et de la défiance préjudicielle qu'il comporte, des motifs de non-recevoir.

C'est à nos yeux une tactique doublement mauvaise, déloyale en soi et sans profit sérieux, que celle qui consiste à faire litière des travaux d'une innombrable série de vaillantes et généreuses intelligences. Il est à la fois absurde et injuste d'élever à sa propre gloire le piédestal d'une réforme thérapeutique, en foulant aux pieds avec un parti pris de dédain intéressé ces amas de vérités et d'erreurs laborieusement accumulées par nos devanciers et systématiquement confondues, au lieu de les vanner comme on le fait pour séparer la paille du bon grain.

A quoi bon, sinon pour exploiter, en les courtisant bassement, d'antiques et injustes préventions contre la médecine et les médecins ? Pourquoi récriminer à outrance contre l'impuissance de l'art ? Que l'art de guérir se voie obligé de réserver ses droits en face de certaines affections jusqu'ici au-dessus de ses moyens curatifs, telle qu'est la phthisie pulmonaire, il n'abdique par pour cela. Se déclarer impuissant serait une forfaiture. Mais se reconnaître insuffisant, c'est une confession qu'il sait faire, quoi qu'il lui en coûte, et devant laquelle n'a jamais hésité la sévère loyauté de ses plus renommés adeptes.

De ces aveux non suspects veut-on deux exemples ? Nous les trouverons ici, comme donnant dans leur teneur respective l'extrême mesure de la critique que la médecine consciencieuse se doit à elle-même.

« Incohérent assemblage d'opinions incohérentes, la matière médicale est peut-être de toutes les sciences philosophiques celle où se peignent le mieux les travaux de l'esprit humain. C'est un assemblage informe d'idées inexactes, d'observations souvent puériles, de formules aussi bizarrement conçues que fastidieusement faites. » Voilà en quels termes Bichat qualifiait la matière médicale de son temps. N'est-ce point encore ce que l'on pourrait dire de celle de notre époque, du moins pour ce qui concerne le traitement de la phthisie pulmonaire?

« Qu'y a-t-il en effet de plus incohérent, de plus futile que cette série toujours croissante de remèdes qui n'ont pour eux que la singularité de leur invention ou de leur emploi, mais auxquels les ingénus supposent néanmoins des propriétés merveilleuses contre une maladie dont le traitement exige tant de méthode et de discernement ? Sans doute il a été formulé relativement à la thérapeutique de la tuberculisation pulmonaire des vues judicieuses, basées sur des données positives ; enfin, on a établi des règles de conduite logiques et raisonnables. Mais l'orgueil, l'esprit paradoxal, les rivalités systématiques, les mauvaises passions qui naissent dans les intelligences infimes, ont tout perverti, de sorte qu'aujourd'hui les novices de la profession, indécis, déconcertés, lorsqu'ils arrivent au moment d'agir, se troublent ou se lancent hardiment dans les aventures chacun selon son tempérament. »

Ces mots sévères, un peu durs même, émanent d'un médecin dont la rectitude de jugement, la sagacité de critique sont à la fois précieuses et redoutées, M. le docteur Champouillon [1].

« Inaction sceptique d'un côté, promesses vaines et intéressées de l'autre, tels sont les deux termes entre lesquels s'agite stérilement aujourd'hui la thérapeu-

[1] Clinique du Val-de-Grâce. V. *Gazette des hôpitaux*, 25 novembre 1860.

tique de la phthisie pulmonaire, que l'incrédulité des gens du monde choisit, non sans raison, comme le but habituel de ses railleries. Donner de l'huile de foie de morue avec une banalité singulière ; inventer des spécifiques qui agitent un instant les esprits et qui, après une vogue éphémère, tombent dans un oubli mérité ; pousser tous les ans vers l'Auvergne ou les Pyrénées le troupeau mélancolique des malades, sans espérer souvent de ce déplacement autre chose qu'un apaisement de leurs inquiétudes ; faire voyager la phthisie au lieu d'essayer sérieusement de la guérir, tel est le spectacle assez habituel que déroule sous nos yeux la thérapeutique de cette affection. » Ceci est le jugement que M. le professeur Fonssagrives insérait au début d'un livre plein d'érudition, et où le praticien trouve les plus utiles renseignements [1], d'un livre qui, nous dit l'auteur, n'est pas seulement un livre de *bonne foy,* comme l'œuvre de Montaigne, mais aussi, et surtout, un livre de *foi.*

Triste foi, hélas ! puisque son symbole se condense à la fin de son ouvrage en six propositions, dont la première est ainsi formulée :

« La phthisie pulmonaire n'est pas *guérissable* dans le sens absolu du mot, et il est malheureusement douteux qu'elle le devienne jamais. Un phthisique réputé guéri est et demeure *valétudinaire,* obligé par cela même à une hygiène assidue [1]. »

[1] *Thérapeutique de la phthisie pulmonaire,* introd., p. xii.
[2] Op. cit., p. 413.

C'est contre cette assertion désolante, sinistre comme l'épigraphe du livre de Corvisard sur les maladies du cœur, *hæret lateri lethalis arundo*, que nous nous élevons. C'est, fort du témoignage de nombreux phthisiques rendus par nous à un état de santé complet, et non guéris à demi ni au quart, non pas *valétudinaires* en un mot, mais bien portants, *valentes*, que nous venons dire : La tuberculisation pulmonaire attaquée à son premier degré par notre méthode curative est presque toujours curable, dans le sens absolu du mot.

Prise à son deuxième degré, — pour nous servir d'une expression insuffisamment exacte, mais généralement comprise, — (ramollissement du produit morbide) elle cède même fréquemment à notre mode de traitement.

Le *lasciate qui ogni speranza* infligé aux malheureux poitrinaires depuis les premiers oracles de l'art de guérir jusqu'à Laënnec et à M. Fonssagrives n'est point une sentence sans appel. Si nous ne réussissions pas à le prouver, c'est que le hasard aurait organisé pour nous illusionner, pour abuser l'humanité souffrante, pour décevoir la science, la plus insigne duperie qui jamais se soit vue; c'est qu'il se serait étudié à donner aux lois de causalité le plus violent démenti qui jamais se soit posé en face de l'observation.

II.

Depuis douze ans nous traitons par notre méthode
des phthisiques atteints de manifestations tuberculeuses évidentes. Depuis dix ans nos succès n'ont
fait que se confirmer en se multipliant, en demeurant définitifs dans la très-grande majorité des cas.
Cette arme défensive contre l'un des plus impla-
cables fléaux de l'humanité, nous sommes parvenu
à nous en servir presque à coup sûr, toutes les fois
que l'ennemi ne s'est pas fait des ruines d'une
organisation sapée dans ses fondements intimes un
rempart inexpugnable :

> « D'abord il s'y prit mal, puis un peu mieux, puis bien,
> » Puis enfin, il n'y manqua rien, »

pourrait-on dire de nous, de nos persévérants efforts.
Le second vers du distique ne nous est malheureusement pas applicable, comme il ne le sera jamais
à aucun homme, à aucune chose humaine.

Mais avec le *desiderata* que nous confessons man-
quer à notre œuvre de guérisseur (puissions-nous
réhabiliter ce mot, pris en si mauvaise part!), malgré
la distance qui sépare et séparera toujours le médecin
de cet idéal : la guérison *assurée* de la phthisie
pulmonaire, les succès que nous affirmons sont de
ceux auxquels on ne croit que lorsqu'on les a vus...,
et encore!

Ce n'est donc pas assez d'assurer qu'ils sont, qu'on

peut en être tous les jours témoin personnellement, qu'on n'a qu'à faire comme nous faisons pour les reproduire, il nous faut avant tout les faire admettre comme possibles.

« De quel droit guérissez-vous la phthisie pulmonaire? » nous demanderont, modifiant la boutade de Bordeu, ceux qui veulent se rendre compte de la possibilité d'un phénomène avant de se donner la peine de vérifier s'il est. En thérapeutique, la prétention peut sembler excessive. « Un remède guérit parce qu'il guérit », a dit souvent et répète encore un de nos maîtres les plus experts et les plus diserts de la matière médicale. Nous n'userons pas de ce déclinatoire. Notre remède n'est point un de ces spécifiques absolus, un de ces orgueilleux *anti* qui, comme le quina, le mercure, la digitale, n'ont de compte à rendre à personne de leur façon d'agir. Et d'abord notre remède n'en est pas un. C'est de *thérapie fonctionnelle* qu'il s'agit ici, c'est-à-dire d'une médication physiologique, rationnelle, toujours prête à rendre des comptes. Nous répétons physiologique, rationnelle, et nous ajoutons courageusement, *très-simple*. Oui, d'une simplicité extrême, excessive même, et, si l'excès en tout est un défaut, faite pour inspirer de la défiance, peut-être de la mauvaise humeur aux médecins pharmacolâtres. Un médecin anglais nous a fourni un trait qui justifie nos craintes. En présence de plusieurs succès indiscutables obtenus par nous dans un hôpital de Londres, sous les

yeux d'un médecin de l'établissement, le docteur S...,
homme distingué pourtant, invité par nous à donner
son témoignage, n'hésite pas à répondre : « *Jamais
je ne pourrai croire qu'avec cela, rien que cela, on
guérit les tubercules pulmonaires.* »

Si une telle réponse n'était pas l'éviction la plus
péremptoire dans la forme, nous eussions osé peut-
être remontrer à celui qui nous en gratifiait que son
glorieux Sydenham, l'Hippocrate anglais, avait jadis
écrit sur la thérapeutique de la phthisie pulmonaire
cette phrase célèbre : « On peut assurer que le quin-
quina n'est pas plus certain pour la guérison des
fièvres intermittentes que ne l'est *l'exercice du cheval*
pour guérir la phthisie. » (Sydenham, *Maladie de
poitrine,* § 1096.)

L'équitation, c'est-à-dire la thérapeutique fonctionnelle, rien que cela. Nous aurions pu, abordant
cette haute question de physiologie thérapeutique,
lui démontrer que notre méthode respiratoire pouvait
se réclamer des grandes idées vitalistes d'un autre
illustre auteur anglais, de Glisson, le précurseur de
la médecine moderne, et aussi des admirables expériences de Hunter, encore un Anglais !

C'est qu'en effet notre méthode découle de cette
source féconde : l'observation des lois de la résistance
vitale, lois entrevues par Glisson, le premier qui
ait dénoncé cette grande chose : *l'irritabilité des
tissus*, que Haller devait, un siècle plus tard, mettre
en si vive lumière, et dont les expériences de Hunter;

les magnifiques vues de génie de notre Bichat allaient, à peu de distance de Haller, faire la base désormais inébranlable de l'édifice médical reconstitué.

De cette réédification de dogmes physiologiques vrais, devait surgir en effet une thérapeutique aux larges développements, empruntant à tous les modificateurs que fournit la nature des ressources efficaces, et les empruntant en toute connaissance de cause.

Celui qui eût affirmé à un disciple de Boërhaave accommodant la vieille cuisine pharmaceutique de Galien et des Arabes en formules désobstruantes, fondantes, délayantes, incisives, incrassantes, invisquantes, etc., etc., qu'un jour viendrait, et que ce jour n'était pas éloigné, où d'innombrables malades ayant vainement fait appel à toutes les ressources de la pharmacopée se mettraient aux mains des guérisseurs, n'employant que l'eau pure *intus et extra,* celui-là n'eût obtenu de son docte interlocuteur qu'un dédaigneux « Pourquoi non? » C'est un tel abîme inconnu que l'ineptie humaine! Mais à celui qui lui eût assuré que les médecins de ce temps à venir, et les plus doctes et les plus consciencieux, croiraient aux vertus de l'eau pure et y enverraient leurs malades pour en être guéris, n'ayant pu les guérir eux-mêmes avec l'assistance des drogues héroïques, à celui-là, le polypharmaque d'il y a cent ans n'aurait pas cru devoir répondre, la majesté de l'art lui paraissant lésée par la simple hypothèse d'une aberration aussi monstrueuse.

Et l'on sait le rôle que joue dans la médecine contemporaine l'hydrothérapie, et quels noms distingués dans la science se sont voués à la généralisation de cette puissante méthode curative!

L'étude expérimentale de la contraction musculaire apprend que l'accomplissement de cette fonction exerce une double action sur l'économie, action locale et action à distance, purement mécanique et vitale : mécanique sur la circulation sanguine, sur la forme, sur la direction des os, des cavités osseuses; action vitale sur la nutrition, l'absorption et le système nerveux.

De ces considérations naît de toutes pièces une thérapeutique par les mouvements actifs et passifs, une gymnastique rationnelle que son auteur, le Suédois Ling, a dénommée *kinesithérapie* [1], et dont les praticiens des pays septentrionaux de l'Europe, où elle est en vigueur depuis nombre d'années déjà, tirent les plus étonnants effets, pas assez connus en France.

Les admirables expériences de C. Bernard, complétées par les recherches de Brown-Sequard et de A. Walter, ont établi un ensemble de faits physiologiques du plus haut intérêt, savoir : que les artères dans tous les points du corps sont soumises à l'influence excitatrice de cet assemblage de petits centres nerveux connus sous le nom de ganglions du grand sympathique; que les petits faisceaux musculaires qui forment l'une des tuniques artérielles se contractent lorsqu'ils sont

[1] Du grec *kineo*, mouvoir.

excités par des nerfs venus de ces ganglions; qu'ils se dilatent dans une mesure proportionnelle au degré d'affaiblissement du stimulus ou à sa cessation; qu'il en résulte une augmentation ou une diminution dans la vitalité des parties, et que les phénomènes soit de l'anémie, soit même de l'asphyxie locale, soit de la congestion ou de l'inflammation, peuvent être obtenus expérimentalement tantôt par l'augmentation, tantôt par la soustraction de l'action du grand sympathique.

Ces découvertes ont été le point de départ d'une médication tout extérieure, toute fonctionnelle, inaugurée par le médecin anglais Chapman, et qui consiste à exciter ou à restreindre l'influx nerveux du système ganglionnaire par des applications, au niveau de ses centres, soit de poids, soit de chaleur; médication qui est aujourd'hui l'objet de la sérieuse attention des médecins d'Angleterre et d'Allemagne, et dont nos journaux de médecine français n'ont pas dédaigné de s'occuper à propos du dernier choléra, dans le traitement duquel il paraît apte à remplir un rôle efficace.

Que dirons-nous de plus? La thérapeutique fonctionnelle est appelée, nous en avons la conviction, à de grandes destinées, dont les progrès incessants de la physiologie expérimentale lui élargissent de jour en jour les voies. Ces voies, qui se développent à la pleine lumière de l'induction et du rationalisme scientifique, sont celles où nous avons la confiance que le lecteur voudra bien consentir à s'engager à notre suite dans le cours de ce modeste exposé de nos travaux.

BIOLOGIE.

CHAPITRE PREMIER.

CONSIDÉRATIONS DE BIOLOGIE GÉNÉRALE. THÉORIE CELLULAIRE. SOLIDES ET LIQUIDES. SOLIDISTES ET HUMORISTES. ÉTAT DE LA QUESTION.

Les faits que nous allons soumettre au jugement du lecteur, la raison d'être de ces faits, réclament de notre part une investigation sommaire du champ de conquête de la biologie moderne. Nous marchons sous son drapeau et nous tenons à justifier de notre nationalité scientifique. Nous avons la prétention de n'être point désarmé par les réguliers de l'armée de l'observation et de l'expérience, en dehors, nous n'oserons dire en avant, de laquelle la nature de nos travaux nous a donné d'agir.

Ce rapide exposé, nous ne le présentons pas comme un enseignement à l'adresse de qui que ce soit. Ce sera, si l'on veut, le mot de passe donné à ceux qui sont au courant de la science, et ceux de nos lecteurs qui appartiennent au monde médical sont dans ce cas.

Ce sera encore, que l'on veuille nous passer cette métaphore pittoresque, un premier plan, à la faveur duquel les points essentiels de notre tableau ressortiront avec plus de netteté et d'évidence.

Il est une catégorie de forces naturelles propres aux corps organisés et dont les manifestations s'appellent la vie. Affirmer que ces forces sont totalement indépendantes des lois physico-chimiques qui régissent la matière inerte, c'est une témérité que personne n'oserait risquer aujourd'hui. Dire qu'elles sont absolument soumises à ces lois, c'est ce qu'il est impossible de démontrer dans l'état actuel de nos connaissances. Ce que la physiologie expérimentale est à même de justifier, c'est que les rapports qui établissent une connexion étroite entre les lois physiques et les phénomènes vitaux sont nombreux et que leur évidence devient de jour en jour plus manifeste.

La tendance avouée des études biologiques est de poursuivre la démonstration de l'unité de plan de la nature. Arriveront-elles à ce résultat? On peut en douter, comme on peut l'espérer; mais il est une chose certaine, c'est qu'entre les mains d'expérimentateurs persévérants et sagaces la physiologie est parvenue de nos jours à préciser, à déterminer les conditions expresses d'un grand nombre de manifestations de la vie, soit normales, soit anormales, et à les faire naître chez les animaux avec autant de certitude que le chimiste annonçant un précipité ou une double décomposition.

Ce déterminisme malheureusement est demeuré le privilége de l'expérimentation biologique. L'expérimentation clinique, la médecine proprement dite, n'a réussi à lui faire que de faibles emprunts. Cela se conçoit : l'homme, l'homme malade surtout, est dans les conditions d'une vitalité excessivement complexe, en sa qualité de créature d'un ordre supérieur. C'est le seul organisme auquel cette qualité souverainement humaine, l'*individualité*, impose l'avantage, et trop souvent, hélas ! le dommage d'être en dehors du déterminisme. L'hérédité, qui se compose des éléments nombreux puisés dans des individualités antérieures et transformées par de mutuelles réactions, complique encore le problème.

Ce sont là des difficultés capitales ; mais il nous répugne de les croire insurmontables. En tout cas, mieux vaut lutter, soit de front, soit de biais, mais à outrance, contre elles, que de se prosterner immobile devant ce fétiche suranné qu'on appelle la *force vitale.*

Il en est de la force vitale comme de ces nuages dans lesquels la mythologie antique enfermait le *dieu du tonnerre.* Pour la physique moderne, le nuage c'est de la vapeur d'eau à l'état vésiculaire, et la foudre c'est la manifestation d'une modalité ayant son mouvement propre qu'on nomme l'électricité, mouvement dont l'équation des vibrations est mathématiquement déterminée. Il n'y a rien de divin là dedans.

De même, pour la physiologie contemporaine, la

force vitale générale, inaccessible dans sa notion intime et primordiale, se laisse attaquer par l'analyse des forces vitales particulières à chacun des éléments de l'organisme. Si elle refuse de répondre à qui l'interroge en tant qu'unité collective, elle révèle, en revanche, plus d'un secret à qui sait questionner séparément les dépositaires de sa puissance, en se livrant à l'étude des *propriétés* des tissus et à celle des fonctions des appareils organiques.

Les propriétés des tissus, dont la connaissance est la véritable clef de la science de la vie, ont été entrevues, on le sait, par l'illustre Haller, puis rendues manifestes par notre grand Bichat, qui, avec le coup d'œil du génie, en avait pleinement mesuré l'importance.

Bichat, le premier, localisa toutes les fonctions de la vie dans des tissus distincts. Bien que sa classification n'ait pu se maintenir, il n'en revient pas moins à ce grand esprit scientifique la gloire impérissable d'avoir ouvert aux études biologiques une voie nouvelle et féconde en magnifiques découvertes.

Ces découvertes se sont étonnamment multipliées depuis une trentaine d'années, grâce aux travaux assidus des naturalistes, grâce surtout aux progrès de la micrographie.

Le microscope en est venu à jouer dans les sciences physiologiques et médicales un rôle capital. Il n'est guère aujourd'hui de problème de leur ressort où il ne soit appelé à intervenir.

Il ne saurait entrer dans notre plan de retracer ici

un exposé même sommaire des progrès des sciences histologiques par le microscope, depuis Purkinje et Valentin jusqu'à nos jours. Disons seulement que Schwann fonda la *théorie cellulaire*, véritable renaissance de l'histologie et complément de l'œuvre régénératrice de Bichat, en convertissant en fait démontré cette remarquable assertion d'Owen sur la structure intime des êtres organisés, animaux et végétaux, lesquels, d'après cet auteur, « ne sont autre chose qu'une vésicule plusieurs fois ramifiée et répétée ».

Depuis les découvertes de Schwann, on est aujourd'hui d'accord sur ce point capital que le corps des animaux, comme celui des végétaux, se compose de *cellules* douées de propriétés vitales déterminées, et que toutes les formations ultérieures de tissus ne sont que des modifications de ces vésicules en cellules. Ainsi la cellule, c'est-à-dire cette espèce de sac formé d'une enveloppe contenant un liquide propre à des noyaux en plus ou moins grand nombre, voilà la base élémentaire de l'organisme.

L'homme provient d'une cellule; certains animaux inférieurs (protozoaires) ne sont composés que d'une seule cellule. C'est la cellule élémentaire plasmatique qui deviendra ici tube nerveux, là fibre élastique, plus loin fibre musculaire, de ce côté corpuscule cartilagineux, de celui-là par assimilation des sels calcaires, corps osseux. C'est elle aussi qui deviendra, selon certaines lésions de nutrition, globule de pus, élément cancéreux, granulation, tubercule.

Trousseau [1] compare ingénieusement la cellule à un animal dans l'animal, ayant sa bouche et son anus, à savoir : l'artère qui lui apporte du sang nouveau, et la veine qui en remporte le même sang modifié par la nutrition interstitielle.

Pour M. C. Bernard [2] la cellule d'une part, de l'autre le liquide ambiant où elle vit, s'accroît, se transforme, fait de tous les êtres de la série zoologique des animaux *aquatiques*. Le liquide est un milieu indispensable à la vie. Il est la condition *sine quâ non* de la manifestation de tous les phénomènes vitaux.

En chimie, si l'on supprime l'eau, on empêche du même coup toutes les réactions de se produire. *Corpora non agunt nisi soluta*. La science moderne peut encore accepter ce vieil adage. Sans l'eau, qui est la base de tous les liquides organiques, les phénomènes de la nature brute disparaissent. Ceux de la vie disparaissent aussi.

Pour la physiologie générale, tous les éléments vivants sont aquatiques, c'est-à-dire plongés dans les liquides. Aucun organisme élémentaire ne peut vivre en dehors de l'humide. Si l'animal en bloc subsiste dans le milieu sec, dans l'air, ce n'est que par artifice de construction. Le corps d'un animal peut se comparer à ces bocaux remplis d'eau, dans lesquels

[1] Clinique de l'Hôtel-Dieu, 1865, t. I. Introduction.

[2] Cours de la Faculté des sciences de Paris, 1865 ; 1re leçon, publiée par la *Revue des cours scientifiques*.

nous élevons des animaux. Le vase est évidemment
. dans l'air, mais les animaux n'y sont pas. Ils vivent
plongés dans le liquide.

L'organisme d'un être vivant représente donc en
quelque sorte, dans son ensemble, un vase qui contient tous les éléments histologiques, et leur permet
d'être sans cesse humectés par des liquides organiques convenables, séve pour les végétaux, sang
pour les animaux.

Ce n'est pas à dire que les éléments histologiques
pour qui la vie est impossible en dehors du liquide
ambiant en soient pénétrés, imbibés. Non. Si cette
imbibition avait lieu, la macération qui en résulterait
serait au contraire pour eux une condition de mort
immédiate. La résistance que les tissus opposent à
l'accomplissement de ces phénomènes purement
physiques est justement leur première et plus essentielle manifestation vitale.

Eux aussi ont leurs liquides propres, différents toujours, aussi bien dans la cellule végétale que dans
la cellule animale du liquide ambiant. Les globules
du sang eux-mêmes, véritables éléments histologiques, qui dans l'embryon des vertébrés sont
absolument des cellules, possèdent l'enveloppe, le
liquide intérieur et les noyaux. Les globules du sang,
disons-nous, ne sont nullement imbibés par le plasma
fluide dans le torrent duquel ils circulent en parcou-
rant le système vasculaire.

La nutrition des éléments histologiques s'opère

par *endosmose,* par cet échange qui, ainsi que Dutrochet, le premier, l'a démontré, s'opère constamment
entre deux liquides différents au travers d'une membrane qui les sépare. Seulement l'endosmose, dans les
expériences de laboratoire, s'accomplit jusqu'à ce
que l'échange réciproque entre les liquides séparés
par la membrane ou le diaphragme poreux ait fini
par les rendre identiques. Cela n'a pas lieu dans les
organismes entre le liquide nourricier ambiant et le
liquide propre des éléments histologiques. S'il en
était ainsi, l'arrêt de la nutrition dans l'élément aurait
promptement lieu, et la mort en résulterait. Il y
aurait imbibition pleine et entière, puis décomposition cadavérique.

Le liquide ambiant qui baigne les éléments contient, sous forme de principes immédiats, les matériaux de leur existence. C'est dans son sein que les
tissus puisent ces principes, et, par leur force inhé-
rente, qui est le grand mystère, se les assimilent,
puis rejettent dans le courant sanguin les substances
qui, leur ayant déjà servi, sont devenues impropres
à entretenir la vie. La vie n'est donc pas l'exercice
de la propriété endosmotique, comme l'avait supposé
un moment Dutrochet, dans le premier éblouissement
de sa découverte. L'endosmose lui est indispensable,
mais elle s'en sert dans la mesure qui convient, mesure
en deçà et au delà de laquelle la nutrition ne pourrait avoir lieu.

A cela près, la vie ne crée jamais rien. « Tous les

éléments qu'elle emploie, elle les trouve dans son cercle d'action, son rôle se bornant à les grouper d'une manière particulière. C'est dans le milieu qui entoure les éléments histologiques que ceux-ci doivent trouver leurs matières nutritives. »

« Pour les infusoires et les organismes très-inférieurs, le milieu cosmique général suffit à fournir ces aliments, et il contient toutes les conditions nécessaires. Mais lorsque les organismes élémentaires deviennent plus délicats, il leur faut un milieu spécial, où ils trouvent, tout préparés, une foule de principes immédiats, de matières nécessaires à leur nutrition. Nous arrivons ainsi de proche en proche à des milieux organiques de plus en plus complexes, par exemple, à celui de l'homme. » Alors le milieu intérieur n'est plus seulement un liquide, c'est un véritable produit de l'organisme, où les éléments histologiques puisent leurs aliments et rejettent leurs excrétions. Ce liquide intérieur ainsi perfectionné, c'est-à-dire le *sang,* est un réel produit de sécrétion, et nous trouvons toute une série de fonctions et d'appareils qui n'ont pas d'autre but que de le préparer.

Ce sont les fonctions appelées autrefois *chylopoïétiques,* et qui seraient mieux dénommées *hémopoïétiques* [1] (fabricatrices du sang). Ces fonctions sont les sécrétions, les excrétions, la circulation, etc. Les

[1] Χυλός, chyle; ποιεῖν, faire, qui fait le chyle; αἷμα, sang; ποιεῖν, faire, qui fait le sang.

organes employés à l'accomplissement de ces fonctions forment donc aussi le milieu dans lequel vivent les autres organes, et dans lequel ils vivent eux-mêmes [1].

On nous excusera d'insister un peu longuement sur ces points essentiels. Ils dominent non-seulement la physiologie, mais aussi la pathologie, et spécialement le sujet pathologique dont nous nous occupons.

Ce que nous avançons là, essayons de le démontrer à la faveur d'une digression qui va momentanément nous transporter sur un autre point de notre cadre.

Deux hypothèses principales ont été proposées pour rendre compte de la nature intime des maladies. Ces deux hypothèses, qui se sont disputé jusqu'à nos jours l'empire de la médecine, le lecteur les a déjà nommées. Ce sont l'*humorisme* et le *solidisme*.

Pour les médecins humoristes, l'essence des maladies consistait dans l'altération des liquides, des *humeurs,* comme ils disaient. Pour eux, la maladie n'affectait pas tel ou tel organe, mais les fluides propres à cet organe. Ce n'étaient ni le foie, ni les organes de la circulation lymphatique ou sanguine qui étaient mis en cause dans leur pathologie, mais la bile, la lymphe ou le sang. La couleur, la consistance du sang, du mucus, de la bile, des excrétions urinaires et alvines, du pus, attiraient surtout leur attention. Ils s'occupaient peu des symptômes autres

[1] C. Bernard, *loco citato.*

que ceux dont l'altération des humeurs pouvait expliquer la liaison et la succession. Il fallait, bon gré, mal gré, que la matière morbifique passât, *pour le salut des malades,* par les trois périodes désignées des noms sacramentels de *crudité,* de *coction* et d'*évacuation.* On ne consentait à lui faire grâce que de cette dernière phase, en admettant qu'après une convenable coction elle avait perdu ses qualités nuisibles, et s'était vue jugée digne d'être assimilée aux humeurs naturelles. Les productions morbides accidentelles, les tumeurs, par exemple, le tubercule, n'embarrassaient pas davantage les doctrinaires de l'humorisme.

Les premières étaient des obstructions produites par l'épaississement et la coagulation des liquides, le second était dû à un encaissement de la lymphe. Leur thérapeutique était en pleine conformité avec ces idées. Saigner pour renouveler le sang, diminuer sa viscosité, le monder de son principe morbifique, purger, faire suer, pousser aux urines dans un but analogue; ouvrir des exutoires pour donner issue aux humeurs peccantes, ou détourner leur afflux d'un organe important; en un mot, modifier dans leurs quantité, qualité et direction les liquides de l'organisme, telle était la façon de procéder des médecins humoristes.

Des idées diamétralement opposées étaient le partage des *solidistes.* Selon eux, les liquides, privés de forces vitales, de sensibilité, de contractilité, entièrement subordonnés à l'action des organes sensibles et contractiles qui les contiennent, jouaient un rôle purement passif dans les phénomènes de la vie. Les solides, seuls capables de recevoir l'impression des causes morbifiques, étaient naturellement le siége de l'altération morbide. L'excitabilité, l'irritabilité, en plus ou en moins, donnaient raison de la presque totalité des manifestations pathologiques, dichotomisées en sthéniques et asthéniques. Pour eux les métastases, les crises, les flux étaient des transports d'action ou d'irritation. Ils triomphaient surtout dans les maladies dites *sine materiâ,* les névroses, par exemple, et le rhumatisme. Enfin leur thérapeutique se tirait d'affaire en mettant en jeu l'impression en vertu de laquelle, à leur sens, le remède agit sur l'organisation. On sait quel rude coup la révolution opérée par Bichat dans la direction des études physiologiques porta aux vieilles doctrines humorales. Il faut dire qu'à défaut de ce brillant novateur, les seuls progrès de la chimie, revivifiée par Lavoisier, auraient suffi à les dépouiller de leur prestige, emprunté à des théories chimiques aussi fragiles que grossières.

On sait comment après Bichat la dialectique de Pinel ouvrit au solidisme restauré une large voie où l'éloquence fougueuse de Broussais ne tarda pas à précipiter toute une génération médicale fanatisée ; on sait comment, puni de son intolérance par une véritable réaction, le solidisme dut, Broussais éteint, mettre bas les armes, du moins entrer en composition avec l'humorisme mitigé de Chomel ; on sait enfin comment l'éclectisme a abouti d'un côté au scepticisme, qui tend de jour en jour à disparaître, de l'autre au *positivisme,* qui tend à prévaloir, et que nous professons [1].

C'en est fait désormais de la querelle des humoristes et des solidistes. Liquides ou solides peuvent être le point de départ d'une altération maladive, et ce point de départ est singulièrement difficile à déterminer ; car comment préciser pathologiquement la mise en branle morbide d'un élément histologique ? L'étude approfondie du rôle physiologique de ces deux parties pourra seule, dans l'avenir, éclairer sur ce point la doctrine médicale. Ce que les plus autorisés biologistes admettent aujourd'hui avec M. C. Robin, c'est que, le sang renfermant à l'état de dissolution réciproque tous les principes immédiats qui forment les tissus et les humeurs de l'organisme, il existe une complète solidarité entre ces parties et le sang qui en représente le tout. Si donc un tissu est primitivement altéré, le liquide ambiant auquel il emprunte et dans lequel il rejette des principes altérés le sera bientôt, et *vice versâ,* si le point de départ de l'altération est dans le sang.

Comme on le voit, la théorie pathologique actuelle, d'accord avec les faits de la physiologie expérimen-

[1] Positivisme scientifique s'entend. Même en parlant à des médecins, il faut préciser, tant ce mot soulève de scrupules ! Quand Newton mit en tête de son œuvre : *Non fingo hypotheses,* il faisait profession de positivisme.

tale, puise à la fois dans le solidisme et dans l'humorisme, thèse et antithèse l'un de l'autre, et les unit dans un lien synthétique dont l'existence avait échappé à nos devanciers, trop accoutumés à n'envisager qu'un côté de la question.

La science, comme nous la comprenons, met fin à une guerre faite aux dépens des malades, et amène les deux adversaires à signer une paix qui sera définitive, espérons-le du moins.

HÉMATOSE.

CHAPITRE II.

LA SANGUIFICATION ET L'HÉMATOSE.

INFLUENCE DE L'OXYGÉNATION DU SANG SUR LA NUTRITION.

Tel est donc, en résumé, le mécanisme (nous ne dirons pas l'essence) des phénomènes vitaux : contact intime, incessant, entre le liquide nourricier ambiant et les éléments histologiques, et échange de principes entre ces deux sortes d'agents organiques. Cet échange s'accomplit à la faveur : 1° d'une action d'ordre physique, l'*endosmose;* 2° d'actions d'ordre chimique, et spécialement d'actions de contact ou de catalyse, dont le double mouvement d'assimilation et de désassimilation ne peut s'interrompre sans trouble morbide et imminence de mort, soit locale, soit générale. Donc l'altération de l'élément histologique, ou celle de son milieu immédiat, le liquide nourricier, ou les deux réunies, telles sont les conditions de tout état pathologique, telles sont les causes de toute maladie. Le liquide ambiant est-il unique ? Anatomiquement non. Indépendamment du contact du sang, les éléments histologiques peuvent subir des modifications du contact de la lymphe et du chyle. Mais la lymphe, c'est du sang moins les globules rouges; le chyle, c'est de la lymphe plus des globules de graisse.

Il n'y a pas lieu de se préoccuper de ces deux derniers fluides, d'ailleurs promptement convertis en sang l'un et l'autre. La biologie actuelle ne considère que le sang comme liquide nourricier, étant revenue, sous ce rapport, à l'opinion de Galien.

Ce grand esprit y plaçait le siége de l'âme et de la vie. Pour nous, c'est l'atmosphère intérieure dans laquelle vivent les éléments histologiques. C'est leur milieu respirable, au même titre que l'air ambiant est le milieu respirable, le *pabulum vitæ* de l'animal considéré dans son ensemble.

Lorsqu'on fait couler du sang d'un animal, dit C. Bernard [1], la vie s'éteint en lui, dit-on, par *hémorrhagie ;* mais au fond c'est comme si on le mettait dans le vide, et il meurt par *asphyxie*. Si certains animaux peuvent résister longtemps à l'asphyxie ordinaire, c'est-à-dire à la privation d'air, cela tient simplement à ce qu'ils ont dans leur sang des provisions de gaz qui suffisent à entretenir pendant quelque temps la vie dans les différents tissus. Mais lorsque l'on supprime le sang lui-même, la mort arrive aussitôt sans distinction dans les classes. 70 parties de

____

[1] *Loco citato.*

fibrine, 3 d'albumine, 8 à 10 de matières hydro-carbonées, 129 à 140 de globules, plus des matières extractives et volatiles, des sels divers et des gaz avec 770 à 790 parties d'eau, telle est l'analyse sommaire et moyenne du sang normal de l'homme, présentée par les manuels de physiologie [1].

Mais en poursuivant plus loin l'examen du sang, comme l'ont fait plusieurs naturalistes allemands, et en France MM. Robin et Verdeil, on arrive à y constater une complexité bien plus grande de composition, jusqu'à cinquante éléments constitutifs, qui font de ce liquide comme le magasin général de tout l'organisme.

Mais la composition du sang varie suivant les vaisseaux qui le contiennent, et, dans un même ordre de vaisseaux, suivant les organes où on l'étudie. Non-seulement le sang artériel est matériellement très-différent, et vitalement encore plus du sang veineux, mais le sang veineux, pris dans les veines sus-hépatiques, présente une composition différente de celle du sang de la veine porte, et celui qui sort de la rate ne ressemble nullement à celui qui vient du rein [2].

Le sang est donc un intermédiaire indispensable, et sans cesse agissant entre le monde extérieur et l'or-

[1] D'après Dumas, Becquerel, Rodier, etc.

[2] Sous l'influence de la paralysie du système nerveux du grand sympathique, le sang veineux devient artériel. Il en est de même chez les animaux pendant la période d'hybernation, dans certaines fièvres graves, etc., etc.

ganisme. C'est, qu'on me passe l'expression, le grand courtier d'échanges entre le macrocosme et le microcosme. Pour remplir cet office, il a trois fonctionnaires principaux mis à sa disposition et dont il dépend ; car dans cette merveilleuse harmonie de la constitution vitale, tout est relié, commun et solidaire. Ces trois ministres des relations extérieures sont l'appareil digestif, l'appareil de l'hématose et les appareils d'excrétion.

De ces trois fonctions : digestion, respiration, élimination, il en est une qui occupe la tête de la hiérarchie, qui prime les deux autres par un rôle tellement capital qu'il ne souffre pas d'être médiocrement rempli. Ce rôle est si essentiel, que le sang d'abord, l'organisme ensuite, ne savent pas tolérer de le voir un seul instant en souffrance. Cette fonction est celle de la respiration pulmonaire ou de l'hématose.

L'apport des matériaux nutritifs par l'appareil de la digestion peut être supprimé, d'où l'inanition imposée à l'organisme, sans qu'une cessation ni immédiate ni même très-prochaine de la vie en soit la conséquence. Le sang perçoit, sur les tissus d'importance secondaire cellulo-graisseux et musculaire, un emprunt forcé avec lequel il continue à subvenir aux plus impérieux besoins de l'assimilation. L'animal, dans ce cas, se nourrit aux dépens de sa propre substance : il est *autophage*.

L'élimination des matériaux devenus impropres à la nutrition et condamnés à être rejetés par les voies d'excrétion dans le réservoir commun peut être contrariée, grandement entravée, comme il se voit notamment dans l'altération de texture de l'organe à qui est départie la fonction la plus importante dans le département des émonctoires, le rein, et la vie se soutenir encore pendant un certain temps. Mais que l'hématose soit interrompue, la vie cesse à l'instant. C'est pourquoi un des procédés les plus expéditifs pour la détruire consiste à sectionner la moelle allongée à l'endroit où prennent naissance les nerfs qui commandent à l'acte respiratoire et que M. Flourens a si bien nommé *point* ou *nœud vital*.

L'hématose est donc la maîtresse fonction de la vie, celle qui commande à toute nutrition, et à laquelle très-notamment les organes hémopoïétiques, qui fabriquent le sang, sont immédiatement subordonnés.

Sans l'oxygène, en effet, que le tissu pulmonaire livre au sang par voie d'échange endosmotique contre l'acide carbonique et la vapeur d'eau que ce dernier lui rapporte des éléments histologiques, il n'est pas de phénomène de chimie vitale possible. Toutes ces combustions, ces oxydations, ces catalyses dont l'intimité des organes est le laboratoire et qui sont la source de la chaleur animale [1], ont besoin pour s'effectuer que le sang soit oxygéné et suffisamment peuplé

---

[1] Le foyer de la chaleur animale n'est pas dans le poumon, comme l'avaient pensé Lavoisier et Séguin. C. Bernard, dont il faut invoquer l'autorité toutes les fois qu'il s'agit d'une vérité physiologique à démontrer et d'une erreur du même genre à com-

de globules ayant également reçu le baptême de l'oxygénation. Le globule ou corpuscule sanguin est l'apanage des animaux supérieurs, des vertébrés, chez qui les fonctions sont plus spécialisées, par cela même plus parfaites et en même temps moins complexes que chez les espèces zoologiques réputées inférieures [1].

Les actes vitaux, chez ces *primates* de la série animale, sont effectués par un si grand nombre d'éléments anatomiques spéciaux, agissant avec une si minutieuse et si exigeante synergie, que l'agent nutritif qui est affecté à leur entretien doit lui-même remplir son office avec une merveilleuse instantanéité. C'est en cela précisément que se distinguent les globules du sang, éléments histologiques libres, ne faisant point, à proprement parler, partie intégrante du fluide sanguin, et qui, en vertu de leur constitution chimique et surtout de leur vitalité propre, excellent à opérer, des poumons aux éléments organiques, et

battre, professe que, conformément à l'opinion des anciens, le sang se *rafraîchit* dans le poumon, et que la principale source de la chaleur animale est dans les organes digestifs et hémopoïétiques, et surtout dans le foie.

[1] Effectivement un organisme tel que celui de certains mollusques gastéropodes phlébentères, où le même appareil vasculaire sert à la digestion et à la circulation, présente une complexité plus grande qu'un organisme où chacune de ces deux fonctions a un appareil séparé. Rien de plus complexe que ces êtres très-bas placés, encore composés de quelques cellules, accomplissant néanmoins les principales fonctions de la vie.

vice versâ, les échanges de gaz. Se chargeant d'oxygène à leur rapide contact endosmotique avec ce gaz dans les alvéoles pulmonaires, ils le cèdent non moins rapidement aux tissus contre d'autres fluides gazeux et notamment de l'acide carbonique, rapportés au poumon pour être excrétés par lui, et qu'un nouvel oxygène respiratoire remplacera avec la même soudaineté de substitution [1].

L'énergie vitale, la santé qui en est l'expression, dépendent essentiellement du jeu des globules sanguins. Il les faut suffisamment nombreux, sans quoi il y a *aglobulie* ou *anémie*. Il leur faut un milieu plasmatique irréprochable [2], sans quoi il y a *dyscrasie*.

[1] Nous devons mentionner en passant la théorie du professeur Schœnbein (de Bâle), pour qui l'oxygène est décomposable en deux éléments, l'*ozone* et l'*antozone*. D'autres considèrent l'ozone et l'antozone comme de l'oxygène à l'état allotropique, l'ozone étant de l'oxygène naissant, ou encore de l'oxygène électrisé. Selon M. Schœnbein, l'ozone ou oxygène positif est le seul qui puisse jouer un rôle actif dans les actes chimiques de la nature, soit brute, soit animée. C'est l'air vital par excellence.

L'ozone naît surtout à la campagne, où la végétation le verse incessamment dans l'atmosphère. Il est beaucoup moins abondant dans les grandes villes. Les eaux stagnantes des marais le produisent en quantité considérable. Serait-ce là la raison de l'antagonisme qui existe, ainsi que M. Boudin et d'autres observateurs l'ont prouvé, entre l'endémie paludéenne et la phthisie pulmonaire? Il n'y aurait à cela rien d'impossible.

[2] On ne peut cesser de répéter que dans le jeu des forces vitales tout se lient. Chaque agent est subordonné à d'autres, quelque prééminence qu'il semble avoir. Ainsi le sérum sanguin a une composition chimique appropriée à l'artérialisation des glo-

Il leur faut un milieu atmosphérique convenable, sans quoi il y a, à un degré plus ou moins prononcé, *asphyxie*. La fabrication du sang bien pur, aussi parfait que possible, est assurément la tendance incessante et le but capital des forces de la nutrition. Mais ces efforts sont fatalement entravés toutes les fois que la condition essentielle de la sanguification, l'hématose, est elle-même en souffrance.

Si l'homme avait un choix à faire entre une bonne nourriture et la respiration d'un bon air, l'intérêt le plus immédiat de sa conservation exigerait que son choix tournât au profit du second; en un mot, il lui serait plus facile de se passer d'une bonne nourriture que d'un air salubre. C'est vainement qu'il tenterait de donner à l'organisme toute sa vigueur par une nourriture abondante et choisie, si une complète oxygénation du sang veineux ne concourait à l'élaboration des substances alibiles. Lorsque le poumon ne fonctionne pas avec une suffisante énergie, l'économie se surcharge d'éléments qui résistent à l'assimilation. De là tant d'affections constitutionnelles, tuberculeuses dans la jeunesse, goutteuses dans l'âge adulte, etc.

Toutes choses égales d'ailleurs, il faut pour l'entretien de la santé qu'un rapport normal existe entre ces deux grandes fonctions : la digestion de l'air et

bules. Si l'on altère cette constitution, surtout en acidifiant le sérum, les globules perdent leur aptitude à s'oxygéner.

celle des aliments. La première avec des matériaux parfaits peut, en quelque sorte, suppléer à la seconde. Tel est le cas de certains montagnards aux formes athlétiques, à la riche carnation. On croirait de prime abord que c'est avec des substances alimentaires, sinon recherchées, du moins parfaitement restauratrices, qu'ils entretiennent cette vigueur luxuriante... Ils ne mangent souvent que du laitage et du pain grossier; de la viande au plus deux ou trois fois par mois. Mais, chez eux, la chylification aboutit à une hématose parfaite; le sang veineux se purifie entièrement de son carbone. La contre-épreuve est fournie par des personnes riches et oisives. Les aliments de très-bonne qualité qu'elles absorbent journellement ne leur profitent en rien. Bien plus, un régime trop succulent, composé de viandes, semble faire un appel plus direct à une respiration plus ample et plus puissante. Suivant MM. Yvart et Lassagne, « la quantité d'oxygène atmosphérique consommée par les animaux qui se nourrissent de substances azotées est d'un cinquième plus considérable que celle qui a lieu sous l'influence d'aliments non azotés. Et l'on peut dire que si la richesse culinaire est ruineuse pour les organismes, c'est parce qu'elle se pratique surtout dans les grandes cités, où l'homme ne peut satisfaire en entier à son besoin pressant de respiration. » Nous avons transcrit de l'ouvrage d'un savant praticien qui fut en même temps un philosophe très-recommandable (le docteur F. Devay, de Lyon) ces lignes pleines de la plus exacte vérité d'observation et auxquelles nous adhérons sans réserve [1].

L'alimentation a pour but de réparer les pertes incessantes que subissent nos organes. Si elle ne remplit cette condition, elle est insuffisante. Or il est établi que la perte quotidienne éprouvée par le corps d'un homme adulte est d'environ 300 grammes de carbone et 15 grammes d'azote, ce dernier principe s'éliminant en majeure partie par les reins, qui excrètent en nombre rond 32 grammes d'urée, soit 15 grammes d'azote chaque vingt-quatre heures. (Lecanu.)

Les aliments doivent restituer ces matériaux à l'organisation. Pour que le remplacement s'effectue avec certitude, il est évidemment indispensable que l'aliment contienne le carbone et l'azote en quantité un peu supérieure au chiffre strict de la dépense.

C'est ainsi que l'ont admis MM. Dumas et Boussingault, fixant à 400 grammes la quantité de carbone et à 20 ou 22 celle d'azote que doit représenter la réfection quotidienne d'un adulte en santé, quantité supérieure d'un tiers environ pour l'un de ces principes, d'un quart pour l'autre à celle de la perte.

C'est sur ces dernières données qu'a été basée la ration alimentaire donnée au soldat français. Elle se compose de 150 grammes de substance azotée (viande de bœuf) et de 750 grammes d'aliments féculents secs

______

[1] *Traité spécial de l'hygiène des familles*, par Devay, in-8°, p. 361 et suiv.

ou herbacés. Il faut donc estimer la consommation moyenne d'un Français à 324 kilogrammes d'aliments secs par année. Or il s'en faut qu'il en soit ainsi. La consommation moyenne des Français, toute la population comprise, peut être évaluée, d'après la statistique, à 220 kilogrammes par an et par habitant, c'est-à-dire aux deux tiers seulement de la ration jugée indispensable à un adulte en santé. En d'autres termes, la réfection nationale comble strictement le déficit des pertes organiques journalières, ce qui constitue un budget alimentaire en état d'équilibre instable. Fort heureusement qu'il est une classe de consommateurs, de beaucoup les plus nombreux, que les bonnes conditions respiratoires où elle vit mettent à même de suffire, non pas toujours d'une façon satisfaisante, mais à un degré passable, à sa réparation organique avec un régime nourricier des plus parcimonieux. Cette classe est celle des habitants des campagnes.

Le paysan, chacun le sait à merveille, supporte d'un bout de l'année à l'autre une diète à laquelle l'ouvrier citadin, l'oisif même de nos cités, ne résisteraient pas longtemps.

Quand, spéculant sur la frugalité de l'habitant des campagnes, l'industrie, toujours en quête d'expédients économiques pour produire à bon marché, impose chez les populations rurales des métiers sédentaires, tels que l'horlogerie commune, le filage des matières textiles et leur tissage, les travaux à l'aiguille, etc., etc., à l'instant même l'alimentation rustique qui suffisait à l'ouvrier de la glèbe devient insuffisante à soutenir dans son labeur bien moins rude l'ouvrier de l'atelier. L'aglobulie arrive et ouvre la porte au cortége des affections dyscrasiques et constitutionnelles. La phthisie pulmonaire, relativement rare chez les cultivateurs, sévit avec une intensité particulière chez les populations ouvrières sédentaires des villages.

Ces faits, d'observation vulgaire aujourd'hui, ont été mis en lumière pour la première fois au siècle dernier par les médecins de Nancy, à l'époque où fut introduite dans la banlieue de cette ville l'industrie de la broderie. On ne tarda pas à constater que les femmes, les jeunes filles, ayant délaissé les travaux des champs pour ne s'occuper que de leur ouvrage d'aiguille, devenaient bientôt chlorotiques, dysménorrhéiques, puis tuberculeuses. La seule cause de leur mal était dans des habitudes sédentaires nouvelles auxquelles ne s'adaptait plus le régime alimentaire qui leur avait jusque-là suffi.

Les voyageurs qui, comme nous, ont visité Constantinople, sont d'accord pour y admirer une superbe race d'hommes faisant sur le Bosphore le métier de bateliers. Assis dans une barque de construction légère nommée *caïque* (d'où leur dénomination de caïdjis), ces hommes manœuvrent toute l'année, avec une aisance parfaite et une harmonie de mouvements qui fait plaisir à voir, une longue paire d'avirons, sous l'impulsion de laquelle leur embarcation sillonne la surface des eaux avec la vélocité de la flèche. Rien

n'égale la richesse de carnation, la vigueur de constitution et le développement musculaire de ces
bateliers. Et, cependant, leur alimentation est celle de
véritables anachorètes. Quelques grains de maïs, un
peu de pain grossier et non levé, cuit sous la cendre,
une pincée d'olives noires, parfois une sardine salée,
jamais de viande, de l'eau claire pour boisson, avec
la pipe et la tasse de café, tel est leur ordinaire, qui
suffit néanmoins à la sustentation d'un puissant organisme et aux frais d'un rude labeur. C'est que, chez
eux, la fonction qui commande aux forces *peptiques*
et les tient sous son salutaire empire, l'*hématose*,
s'accomplit avec une complète perfection, grâce au
milieu atmosphérique dans lequel se passe leur vie,
grâce particulièrement à l'exercice professionnel
auquel ils sont soumis, et qui rentre jusqu'à un certain point dans les conditions de notre *gymnastique
pulmonaire*.

Pour eux, comme pour tous les individus agissant
en plein air, il faut encoré tenir compte de l'influence
hémostatique de la lumière. Sans l'action de la radia-
tion solaire, l'oxygénation du globule sanguin ne
s'accomplit qu'imparfaitement, et l'anémie par *étio-
lement* ne tarde pas à survenir. La lumière agit de
deux façons sur le sang : chimiquement, par l'influence d'un spectre spécial (spectre chimique), à
l'action duquel les parties périphériques du corps
sont plus ou moins directement soumises; vitalement,
et par impression sur certaines dépendances du sys-

tème nerveux, et notamment sur l'œil, ainsi que l'ont démontré les expériences de Ridder et Schmid, expériences d'où il résulte que l'oxydation du carbone est sensiblement moins énergique chez les animaux à la pupille desquels on empêche la lumière d'arriver. Veut-on enfin, pour attester l'action de l'oxygénation du sang sur l'appétit et l'assimilation, une dernière preuve purement expérimentale? Qu'on lise l'intéressant mémoire présenté, il y a deux ans, à l'Académie des sciences par MM. Demarquay et Lecomte sur les effets de l'inhalation de l'oxygène pur. On y verra qu'un des principaux et le plus constant des résultats de ces inhalations chez l'homme en santé, c'est une augmentation soudaine de l'appétit et une puissance digestive considérable.

Par tout ce qui précède, nous croyons avoir suffisamment établi que l'*alimentation insuffisante*, cette cause si souvent incriminée de misère organique et d'affections morbides de toute nature, n'existe dans une foule de cas que d'une façon relative, secondaire, et que, dans la plupart des circonstances où l'on croit reconnaître ses pernicieux effets, ce n'est point à elle qu'il faut s'en prendre, mais à la fonction en souffrance dont elle n'est que le symptôme et l'expression, à l'*hématose insuffisante*.

Avons-nous eu la prétention d'avoir trouvé et de venir révéler des choses neuves? Pas le moins du monde. Mais il n'en est pas moins vrai, ainsi que l'a fait remarquer avant nous un auteur recommandable [1], que, si la partie de l'hygiène qui regarde l'aération est négligée dans la conduite générale de la vie, on peut dire qu'elle ne l'est pas moins dans ses rapports avec la thérapeutique. Sur ce point, nous sommes fort inférieurs aux médecins de l'antiquité, qui faisaient de *l'air* un remède puissant en changeant artificiellement ses qualités physiques, en lui donnant une force active qui opérait une mutation avantageuse *dans l'état actuel des corps malades*.

Les méthodistes surtout excellaient dans l'application des choses les plus simples à la guérison des maladies. Ils voulaient qu'on fît plus d'attention à l'air qu'on respire qu'aux substances que l'on mange, parce qu'on ne prend d'aliments que par intervalles, tandis que le poumon est continuellement soumis à la puissance des fluides atmosphériques. Ils choisissaient tantôt un appartement facile à échauffer, dans lequel ils entretenaient une grande chaleur, tantôt des lieux frais et souterrains dont ils couvraient même le plancher de branches de vigne, de myrte, de saule, qu'ils arrosaient d'eau fraîche. Enfin l'air se trouvait toujours au nombre des agents médicinaux qu'ils mettaient en usage.

On a trop oublié les pratiques des médecins méthodistes et demandé à une polypharmacie aussi complexe qu'impuissante des ressources que l'hygiène seule peut procurer.

Dans le traitement des maladies, et surtout des

[1] Daniel Leclerc, *Histoire de la médecine*, p. 103.

maladies de poitrine, le patient ne doit pas être comme un vase inerte qui reçoit passivement les liquides dont les combinaisons réagiront sur lui. Il doit être actif, appeler à son aide l'air, la lumière, la chaleur solaire, faire faire à ses poumons malades un exercice méthodique en rapport avec leur état patholo-gique, et se rappeler ce proverbe, vrai en médecine, comme dans la pratique de la vie : Aide-toi, le ciel t'aidera.

LE POUMON.

CHAPITRE III.

LE POUMON AU POINT DE VUE DE SON ANATOMIE
ET DE SA STRUCTURE HISTOLOGIQUE.

Nous voici en présence de l'organe de l'hématose, du poumon. Un examen succinct mais substantiel de cet important viscère, au point de vue de son anatomie descriptive et histologique et de ses fonctions, doit précéder l'étude de pathologie et de thérapeutique pulmonaires que nous nous sommes proposé de faire ici. Il y a un poumon droit et un gauche. Cependant ils pourraient être considérés comme un organe unique et impair. Divisés sur la ligne médiane en deux parties à peu près semblables quant à la disposition, un canal unique, la *trachée*, leur amène l'air extérieur et leur tient lieu de conduit excréteur. Un seul tronc vasculaire, l'artère pulmonaire, leur envoie le sang qu'ils doivent hématoser. D'une structure spongieuse, flexibles, compressibles et dilatables, ils remplissent exactement la cavité thoracique, à l'exception de la partie inférieure, où, entre le diaphragme et la partie costale, il existe un vide *virtuel,* plus ou moins prononcé, que l'organe pulmonaire est appelé à remplir dans les *inspirations forcées.*

Les deux poumons sont séparés par le médiastin et le cœur. Leur forme est celle d'un cône irrégulier, dont le sommet, étroit et obtus, est logé dans le cul-de-sac supérieur des plèvres, et dont la base repose sur le diaphragme. Le poumon droit est divisé en trois lobes inégaux par deux scissures obliques ; le gauche n'en présente que deux, séparés par une seule scissure [1]. La racine des poumons, constituée principalement par les grosses bronches et les vaisseaux cardio-pulmonaires, forme un double pédicule qui pénètre dans l'organe à sa face interne et vers le milieu de sa hauteur, en compagnie de ses vaisseaux propres (artères, veines lymphatiques broncho-pulmonaires), et de ses nerfs. La membrane séreuse ou *plèvre,* qui tapisse l'intérieur de la cage thoracique, se replie sur le poumon et adhère à toute sa surface, en envoyant dans sa substance, ou parenchyme pulmonaire, des prolongements qui se continuent d'une façon plus ou moins directe avec le tissu cellulaire connectif dont la charpente de l'organe est constituée.

Cette charpente celluleuse subdivise le poumon en loges polyédriques, de là capacité moyenne d'un centimètre cube, qu'on appelle les *lobules* du poumon.

Chacun de ces lobules est lui-même subdivisé en

---

[1] Pour certains anatomistes, chaque poumon est bilobé. Seulement, à droite, la scissure interlobaire se bifurque.

lacunes bien plus petites, égalant à peine un millimètre cube, et qui ont une forme irrégulièrement
ovoïde et conoïde.

Enfin, la surface interne de ces lobules primitifs
donne naissance à des cloisons qui s'en élèvent per-
pendiculairement, et qui se continuent entre elles
par leurs bords correspondants, de manière à circon-
scrire de véritables alvéoles comparables à ceux d'une
ruche d'abeilles, mais moins réguliers et de capacité
inégale ; ces cloisons ne s'avançant jamais jusqu'au
centre de la cavité. Les alvéoles qu'elles concourent à
former représentent des prismes à quatre, cinq ou six
pans, dont une extrémité répond aux parois du lobule
primitif, tandis que l'autre s'ouvre dans sa partie centrale. Tous sont indépendants et ne communiquent
que par l'intermédiaire de cette cavité centrale ; leur
diamètre est équivalent, en moyenne, chez l'adulte de
trente à quarante ans, à un quart de millimètre. On en
compte en général de douze à quinze dans chaque
lobule primitif. Les uns répondent à la grosse extrémité ou extrémité terminale de ce réservoir aérien,
les autres au pourtour de sa cavité. Ce sont ces alvéoles
terminaux et pariétaux qui ont été généralement et
très-improprement décrits sous le nom de *cellules
aériennes* et de *vésicules pulmonaires* [1].

La substance spongieuse, le parenchyme pulmo-

[1] Sappey, *Anatomie descriptive*, t. IV, p. 429. C'est à un
anatomiste belge, le docteur Rossignol, qu'est due cette notion,
la seule exacte, de la structure des poumons.

naire proprement dit, se compose donc : du tissu cellulaire qui sépare les lobules, de celui qui circonscrit les lobules primitifs, enfin, des cloisons trabéculaires qui subdivisent ceux-ci en alvéoles. A ces éléments que nous analyserons plus intimement tout à l'heure, il faut ajouter le système des canaux, tant aériens que vasculaires, qui pénètrent jusqu'aux dernières subdivisions de l'organe respiratoire.

Ce qu'on appelle l'*arbre aérien* consiste dans la trachée-artère, qui en représente le tronc, et qui, faisant suite au larynx, se compose chez l'homme de seize à vingt anneaux cartilagineux incomplets, occupant seulement les parties antérieures et latérales du canal. Sa partie postérieure est plane, molle et flexible, et contient des fibres musculaires destinées à sous-tendre la voussure des anneaux. Ceux-ci sont reliés entre eux par une gaîne fibreuse. Des faisceaux longitudinaux, élastiques, interposés entre eux, leur permettent de se rapprocher et de s'écarter.

Une membrane muqueuse tapisse l'intérieur du conduit, et de très-nombreuses glandes *en grappes,* situées entre les cartilages, dans la couche musculaire et dans le tissu cellulaire sous-muqueux, viennent y déverser par leur canal excréteur un fluide lubrifiant.

Pénétrant entre les deux poumons jusqu'au milieu de leur hauteur, le tronc trachéal se divise en deux branches, lesquelles se subdivisent elle-mêmes en branches secondaires, ternaires, etc., successivement décroissantes, dont les ramifications constituent l'arbre aérien ou *bronchique*, ayant pour mission d'apporter l'air jusqu'aux lobules alvéolaires, dernier terme de division des poumons.

A leur entrée dans les poumons, les bronches se divisent en autant de branches que ceux-ci présentent de lobes. Il y a deux lobes à gauche, desservis chacun par une grosse bronche, tandis qu'à droite les trois lobes ont chacun leur conduit aérien. Le tube bronchique, pour pénétrer dans les lobes supérieurs, s'infléchit brusquement en haut, faisant un angle assez aigu avec la direction descendante de la trachée, disposition qui ne nous semble point étrangère à la prédisposition pathologique du sommet des poumons au point de vue du tubercule. Nous y reviendrons ailleurs.

De même que chaque lobe pulmonaire est desservi par la grosse bronche, chaque lobule est pénétré par son ramuscule bronchique, lequel se partage en capillaires aériens terminaux, aboutissant chacun à un lobule primitif ou chambre alvéolaire.

A mesure que les divisions bronchiques s'avancent dans l'intérieur du poumon, elles subissent dans leur structure intime des modifications de plus en plus importantes, de sorte que la partie terminale diffère très-notablement sous ce point de vue de leur partie initiale. Les grosses bronches de la division trachéale présentent une disposition et une constitution anatomiques absolument identiques avec celles de la trachée, puis les anneaux cartilagineux deviennent complets,

bien que brisés de distance en distance. Ils em-
brassent tout le pourtour du canal aérien et lui donnent
la forme d'un cylindre. Plus loin, ces anneaux, d'abord
assez grands et assez nombreux pour se correspondre
par leurs bords, deviennent de plus en plus espacés
et d'une forme de moins en moins régulière. Ils
cessent à quinze ou vingt millimètres du lobule. A ce
point, le ramuscule bronchique n'est plus qu'un tube
complétement membraneux.

La couche musculaire de la portion membraneuse
de la trachée et des grosses bronches se prolonge
dans toute l'étendue de l'arbre bronchique. Seulement ces fibres, d'abord rectilignes et tranversales,
prennent la disposition circulaire et forment un cylindre complet comme celui de la tunique musculaire
de l'intestin. Elles sont susceptibles de contractions
énergiques, nécessaires à l'action de la toux et de
l'expectoration. Leur paralysie entraîne des désordres
faciles à comprendre, et, notamment, le phénomène
redoutable de l'*asphyxie* par engorgement spumeux
des bronches, phase ultime de la plupart des agonies.
Leur spasme peut donner naissance aux accidents si
pénibles de l'asthme dit nerveux.

A la surface interne de cette couche musculaire se
développe une gaîne fibreuse faite de faisceaux de
tissu jaune élastique, le même qui existe à la partie
postérieure et non cartilagineuse de la trachée, mais
qui, dans les divisions bronchiques, s'étend sur tout le
pourtour de ce canal. Ce tissu élastique joue un rôle

essentiel dans le phénomène de l'expiration. Son importance au point de vue de la genèse des affections chroniques du poumon nous semble capitale.

La membrane muqueuse qui revêt intérieurement les divisions bronchiques est revêtue d'un épithélium cylindrique à cils vibratiles. Cette muqueuse devient de plus en plus ténue à mesure que le conduit pénètre plus intimement la substance pulmonaire. Elle finit par adhérer d'une façon si parfaite à la couche fibreuse, qu'il est impossible de l'en séparer.

Les glandes mucipares de la trachée se retrouvent dans les bronches, mais seulement jusqu'aux divisions du quatrième ordre inclusivement.

La structure des ramuscules bronchiques capillaires qui accèdent aux lobules se rapproche de celle de l'organe pulmonaire lui-même. Leur tunique musculaire est réduite à quelques fibres éparses ; leur tissu fibreux est devenu analogue à celui des trabécules alvéolaires ; enfin leur muqueuse disparaît, pour se réduire à une couche d'épithélium pavimenteux, comme celui qui revêt les alvéoles respiratoires. Aussi, aux yeux de quelques anatomistes (M. C. Robin entre autres), le tube aérien lobulaire perd-il son droit à l'appellation de bronches, et devient-il organe pulmonaire proprement dit (canalicule pulmonaire).

Les bronches, dans toute l'étendue de leur distribution, sont accompagnées par les subdivisions de l'artère pulmonaire, qui, partie du ventricule droit du cœur, va porter le sang noir au contact endosmotique de l'oxygène dans les alvéoles du poumon.

Les veines pulmonaires, ayant recueilli le sang hématosé par leurs radicules capillaires anastomosées avec celles de l'artère du même nom dans la cloison des alvéoles, le rapportent à l'oreillette gauche du cœur, en suivant le trajet des rameaux bronchiques.

Enfin, le système vasculaire spécialement nourricier de l'appareil respiratoire, formé des artères et des veines bronchiques, accompagne aussi les divisions des bronches, et, avec elles, pénètre jusqu'aux lobules [1]. Les nerfs du poumon, émanation de la huitième paire de Willis (pneumo-gastrique de Chaussier), communiquent largement avec les trois ou quatre premiers ganglions thoraciques du grand sympathique et avec les plexus pulmonaires antérieur et postérieur.

Les vaisseaux lymphatiques du poumon, très-nombreux et très-importants, suivent également le trajet des bronches.

Ils aboutissent à des ganglions lymphatiques groupés en masse considérable autour des premières divisions

[1] Les travaux de Meckel, plus récemment ceux de Lefort, ont démontré que des anastomoses nombreuses existent entre la veine bronchique et l'artère pulmonaire vers leurs origines ; mais ces communications ne mélangent point le sang veineux proprement dit au sang hématosé, attendu que les dernières ramifications du réseau vasculaire bronchique, par la nature du milieu où elles circulent, font participer leur sang à l'influence de l'hématose.

de l'arbre bronchique, et appelés à devenir le point
de départ de diverses altérations morbides du poumon, en tout cas à en subir le plus souvent l'effet
pathologique.

On voit par ce qui précède que chaque lobule,
séparé des lobules voisins par un tissu cellulaire
plus ou moins dense, possédant son canal aérifère
propre, son rameau artériel et veineux pulmonaire,
son réseau vasculaire bronchique, ses lymphatiques,
ses nerfs, présente comme une réduction du poumon tout entier. Chez l'enfant, grâce à l'épaisseur
et au peu de densité de la cloison interlobulaire,
il est jusqu'à un certain point indépendant de l'ensemble de l'organe; de là la circonscription de
certaines affections pathologiques dans la limite de
sa sphère, telles que la pneumonie et la phthisie
lobulaires.

Jetons maintenant un coup d'œil sur la constitution
histologique de l'organe respiratoire. Examinons ses
tissus propres, la composition de son *parenchyme*
proprement dit.

Nous avons vu que la membrane séreuse des
plèvres qui enveloppe le poumon pénètre dans l'intérieur de celui-ci par des prolongements prenant
bientôt le caractère du tissu conjonctif, pour se continuer avec les cloisons de ce tissu [1] qui séparent les

[1] Tissu conjonctif, tissu connectif, sont des expressions qu'on
emploie indifféremment. Elles désignent, sans confusion possible
aujourd'hui, cette gangue unissant les tissus élémentaires propres

lobules primitifs les uns des autres, et les lobules secondaires ou chambres alvéolaires des lobules primitifs.

Quant aux trabécules qui cloisonnent les alvéoles et aux parois de ceux-ci, ils sont uniquement composés de fibres élastiques très-ténues, au milieu desquelles rampent les capillaires sanguins.

Un fait capital, c'est que ces cloisons fibreuses ne contiennent pas de cellules proprement dites, de cellules plasmatiques pouvant donner lieu, par transformation, à des processus physiologiques ou pathologiques.

Le tissu conjonctif interlobulaire, par contre, en contient beaucoup. Un épithélium pavimenteux, mesurant d'un quatre-vingtième à un centième de millimètre, tapisse les alvéoles et les derniers canalicules bronchiques. Le parenchyme pulmonaire est en outre abondant en granulations pigmenteuses, dont le semis lui donne à l'œil ce ton d'un blanc rosé

des organes, ou, si l'on veut, les séparant, et qui, d'après Virchow, que nous citons comme la première autorité en matière d'histologie, se présente à l'état primitif sous la forme d'une substance fondamentale amorphe, hyaline (substance intercellulaire, avec des cellules volumineuses [corpuscules conjonctifs]). Ces derniers sont régulièrement placés de distance en distance, formant des rangées. Dans le commencement, les corpuscules conjonctifs sont isolés les uns des autres, simples et fusiformes; plus tard ils sont anastomosés et ramifiés. A un degré plus avancé d'évolution, le tissu conjonctif présente des stries fibrillaires dans sa substance fondamentale; la disposition des cellules en rangées régulières lui donne un aspect fasciculé. (*Pathologie cellulaire*, p. 38.)

grisâtre caractéristique. Cette structure histologique des poumons offre, nous le verrons bientôt, un appui considérable à une théorie pathogénique de la phthisie pulmonaire, celle de l'école de Berlin, qui tend de plus en plus à prévaloir.

CHAPITRE IV.

Tel qu'il se révèle aux recherches patientes de l'anatomie microscopique, le poumon humain semble la réduction multipliée des sacs alvéolaires plus ou moins complétement cloisonnés qui constituent les organes respiratoires des reptiles. Quoique le poumon des reptiles soit généralement volumineux, sa surface développée offre en réalité bien moins d'étendue que celle des organes respiratoires appartenant aux mammifères et surtout aux oiseaux.

A mesure que la puissance de la locomotion prédomine dans la série animale, la surface d'hématose augmente en proportion. Les muscles, en se contractant, font du sang noir. Plus fréquemment et plus énergiquement ils travaillent, plus ils privent l'organisme de sang rouge.

C'est ce qui explique pourquoi les oiseaux de haut vol sont, pour ainsi dire, tout poumons. L'oxygénation du sang s'accomplit jusque dans la profondeur de leurs canaux osseux. Admirable disposition qui rappelle ces puissantes et rapides locomotives de Crampton et d'Engerth, lesquelles fabriquent instantanément une énorme quantité de vapeur, au moyen de leurs innombrables tubes présentant par leur développement des centaines de mètres carrés de surface de chauffe !

L'instantanéité de la transformation du sang veineux en sang artériel est assurée dans les alvéoles pulmonaires par la minceur des parois dans lesquelles circulent les capillaires. L'épaisseur de ces cloisons a été évaluée à un centième de millimètre.

Dix-huit fois environ par minute, un homme adulte, en santé et dans les conditions ordinaires de la vie, fait pénétrer dans son poumon, par *inspiration*, une quantité d'air évaluée en moyenne par Valentin, Vierdot et autres expérimentateurs, à cinq cents centimètres cubes ou un demi-litre. Dix-huit fois aussi il rend par *expiration* à l'atmosphère ambiante cinq cents centièmes cubes d'air respiré.

Les agents qui effectuent l'inspiration sont passifs et actifs. Les parties osseuses mobiles de la cage thoracique, côtes, sternum, représentent les premiers, les muscles respiratoires les seconds. Le poumon lui-même ne joue dans l'acte inspirateur aucun rôle adjuvant, et non-seulement il ne s'y prête pas, mais il s'y oppose même d'une façon passive par la résistance de son tissu élastique.

Les côtes subissent un mouvement d'élévation, qui, combiné avec un mouvement rotatoire autour d'une *corde fictive* réunissant leur extrémité sternale à leur articulation vertébrale, augmente le diamètre transversal de la poitrine. Cette augmentation est encore favorisée par l'élévation et la projection en avant du sternum. Plus les muscles [1] qui concourent par leur contraction à mouvoir de la sorte ces leviers osseux sont vigoureux, plus l'inspiration costale est large et facile. Mais l'ampliation de la capacité du thorax a lieu encore par agrandissement dans le sens vertical. C'est le diaphragme qui, en se contractant et surbaissant la courbe de sa voussure convexe du côté des poumons, opère cet agrandissement de haut en bas de la cavité pectorale.

L'expiration, amenant l'expulsion de l'air hors du poumon, est effectuée principalement par des agents passifs dans l'acte respiratoire ordinaire. Aussi est-elle moins laborieuse que l'inspiration, qui non-seulement exige le concours d'agents actifs, mais encore doit triompher de la résistance passive et toujours présente des organes respirateurs.

Le tissu élastique des bronches et du parenchyme pulmonaire revenant sur lui-même, après avoir été distendu par l'inspiration; tel est le véritable agent expirateur.

L'autre agent passif c'est le paquet intestinal de

[1] Ces muscles sont les intercostaux externes, sur-costaux, scalènes, dentelés, cervical ascendant, sous-clavier, grand dorsal, sterno-cléido-mastoïdien, sterno-hyoïdiens et thyroïdiens, et quelques autres encore, appelés à jouer le rôle accessoire de fixateurs.

l'abdomen, qui, gonflé de fluides élastiques comprimés par l'abaissement du diaphragme, tend à rendre à ce muscle sa voussure première aussitôt que cesse sa contraction.

Les agents actifs de l'expiration sont les muscles de l'abdomen [1] qui se contractent sur la masse intestinale et lui donnent un point d'appui. Quelques muscles intrinsèques et extrinsèques du thorax [2] coopèrent encore à cette action.

L'acte respiratoire, dans ces deux phases mécaniques, inspiration et expiration, présente plusieurs particularités dont il nous importe de prendre note.

C'est d'abord ce fait capital de la différence de nature des forces inspiratrices et expiratrices. Les premières, essentiellement actives, semblent de prime abord douées de plus d'énergie que les secondes, qui sont surtout passives. En effet une expérience bien simple, due à M. Baërent, établit que la puissance de l'effort inspirateur exercé dans toute son amplitude déplace la colonne mercurielle du manomètre d'une quantité supérieure au déplacement déterminé en sens inverse par l'effort expirateur le plus soutenu. La différence est :: 85 : 65.

C'est là un fait d'observation fréquent en physique et surtout en physiologie. Les forces inertes, mais sans intermittence, finissent par prévaloir sur les forces actives, en apparence supérieures, mais sujettes à inter-

[1] Grand et petit oblique, transverse, grand droit.
[2] Intercostaux internes, sous-costaux, portion des dentelés, etc.

mittence. Pour n'en citer que deux exemples, pris dans le domaine de notre art, nous rappellerons que, dans ces temps derniers, un jeune chirurgien de mérite, M. Auger, a démontré que, sans déploiement formidable de cordes et de moufles, sans l'action stupéfiante du chloroforme, on peut triompher de la résistance musculaire parfois si considérable qui s'oppose à la réduction des membres luxés, au moyen de tractions continues opérées à l'aide d'une corde de caoutchouc.

Il y a déjà plusieurs années qu'un praticien distingué de Lyon, M. le docteur Chassagny, emploie avec succès les tractions continues au moyen d'un appareil de son invention pour mener à bien les accouchements les plus difficiles. Or ce n'est point une force insignifiante que l'élasticité rétractile du poumon. M. Dunders a constaté que la rétraction d'un poumon humain *expiré,* c'est-à-dire pris sur un cadavre, pourrait encore, à l'ouverture de la poitrine, faire équilibre à une colonne mercurielle de six millimètres.

Eh bien, si l'on remarque que cette force est une propriété de tissu, et d'un tissu qui, doué d'une vitalité médiocre comme est la fibre élastique, se montre assez indifférent à l'état de nutrition générale et n'est point susceptible d'augmenter ou de diminuer; si l'on considère, d'autre part, que les agents actifs de l'inspiration, les muscles, sont soumis à des causes nombreuses d'altération, soit organique, soit fonctionnelle, on comprendra de suite le rôle pernicieux qu'est appelée à jouer cette incessante et indéfectible élasticité rétractile du poumon, quand les antagonistes viennent à faiblir devant elle.

Toutes les causes si fréquentes de dénutrition, d'alanguissement musculaire, peuvent donc devenir et deviennent en effet, dans l'immense majorité des cas, cause de respiration imparfaite et d'hématose insuffisante par prédominance de la rétractilité pulmonaire sur l'expansion inspiratoire. C'est là, nous y reviendrons plus loin, une condition de prédisposition à la phthisie chez les individus à croissance exagérément rapide ou soumis à des professions sédentaires, surtout quand elles nécessitent une attitude gênante pour le thorax. C'est là le grand ressort du mécanisme pathogénique des *passions comprimantes* : l'envie, la crainte, la haine, le chagrin, états moraux où les muscles inspirateurs, d'une puissance de tonicité inférieure à celle de l'état normal, oublient de réagir contre la striction du tissu pulmonaire, et, par intervalles plus ou moins longs, pour obéir à la sollicitation impérieuse de l'hématose mal satisfaite, se contractent énergiquement et accomplissent une inspiration compensatrice prolongée et profonde qu'on appelle un *soupir*.

L'activité gênée, amoindrie des muscles du thorax qui président à l'inspiration, réagit en outre d'une façon fâcheuse sur la puissance inspiratrice du diaphragme et l'atténue d'autant plus qu'elle est plus profondément atteinte.

Le diaphragme concourt à l'ampliation du thorax

et à l'appel de l'air atmosphérique dans le poumon pour une part égale et parfois supérieure à celle des muscles élévateurs des côtes. Son action prédomine réellement chez les individus à respiration largement développée. La respiration du *type abdominal* ou respiration diaphragmatique est propre au sexe masculin, tandis que chez la femme c'est la respiration *costale* qui fait les principaux frais de l'acte inspirateur.

Mais le diaphragme ne peut exécuter avec fruit cette contraction, grâce à laquelle en s'aplatissant il allonge de haut en bas la capacité de la chambre thoracique, qu'autant que les côtes inférieures et moyennes auxquelles il s'insère sont solidement fixées et maintenues en élévation. Si les muscles chargés de cet office ne le remplissent pas bien, il attire à lui les côtes, et, les abaissant, tend à rétrécir le diamètre transversal de la poitrine. En même temps sa voussure ne réussit à se surbaisser que d'une manière incomplète. De cette façon, l'effet inspirateur avorte plus ou moins complétement.

Notons encore ce point fort important : pour peu que le poumon respire mal par insuffisance des agents inspirateurs, le sommet du poumon respire plus mal encore. En effet, l'étage supérieur de la poitrine est enserré dans des parois costales que leur brièveté et leur peu de mobilité rendent naturellement impropres à une ampliation expansive prononcée.

Si l'on ajoute à cela que l'air nouveau, l'air frais de l'atmosphère ambiante tend, en raison de sa température constamment plus basse dans nos climats que celle de l'intérieur du corps, à demeurer dans la région inférieure du poumon ; que l'air désoxygéné, usé, vicié dans l'acte respiratoire tend au contraire, en vertu de la légèreté qu'il doit à l'élévation de sa température, à gagner la région supérieure du poumon et à y séjourner, on comprendra sans peine que cette stagnation, favorisée par un mécanisme respiratoire insuffisant, puisse affecter d'une façon préjudiciable, délétère même, les parties qui en sont le siége.

La prédilection si connue de la tuberculose pour le sommet des poumons, placée en face de cette considération, est forcée de faire un aveu étiologique assez formel pour que les plus exigeants en tiennent au moins grand compte. Nous ne le laisserons pas échapper.

Dans l'évaluation de la quantité d'air que les poumons gardent en réserve, les observateurs, dit M. Sappey [1], diffèrent les uns des autres. P. Bérard, qui s'est attaché à résumer leurs travaux et qui a pris la moyenne des résultats auxquels ils sont arrivés, fait remarquer que la quantité d'air réservé est toujours beaucoup plus considérable que celle qui se déplace à chaque mouvement respiratoire (demi-litre). Elle serait à celle-ci :: 7 : 1, et équivaudrait par conséquent à trois litres et demi (3,500 centimètres cubes).

Le volume d'air que renferment les poumons de

[1] *Anatomie descriptive*, t. II, p. 410, 1re édition.

capacité moyenne dans la *respiration ordinaire* varierait de 3,500 à 4,000 centimètres cubes ou de 3 litres 1/2 à 4 litres. Il serait de 3 litres 1/2 seulement à la fin de l'expiration et de 4 litres à la fin de l'inspiration. Mais, dans la respiration exagérée, il pourrait descendre au-dessous de 2 litres lorsque le thorax se resserre, et s'élève jusqu'à 5 dans l'inspiration forcée où il se dilate.

Les expériences spirométriques ou pnéométriques de Hutchinson, Arnold, Bonnet (de Lyon) et de quelques autres ont servi de base à ces calculs. On remarquera qu'il en ressort ceci : 1° que, dans l'acte *ordinaire* de la respiration, la septième partie seulement de l'air emmagasiné dans les poumons est expulsée et remplacée par un air nouveau ; 2° que, dans l'acte exagéré de la respiration, sur cinq volumes d'air que reçoit l'organe, il y en a trois d'éliminés. L'amplification de la respiration est donc un sûr moyen d'accélérer le renouvellement de l'air dans la poitrine.

Deux mots de l'intervention du système nerveux dans les actes de la respiration.

Le phénomène physico-chimique proprement dit de l'hématose semble s'accomplir en dehors de l'action nerveuse. La section du nerf spécial du poumon, le *pneumo-gastrique*, ne l'influence pas d'une façon directe et immédiate. Ce nerf agit de deux manières : comme moteur en animant les fibres musculaires des bronches dont la section entraîne la paralysie, et, consécutivement, l'engouement spumeux des cavernes

aériennes, cause fréquente d'asphyxie ; comme sensi-
tif, en innervant la muqueuse bronchique, à laquelle il
donne sa sensibilité spéciale dont la manifestation la
plus importante est la sensation indéfinissable et irré-
sistible du *besoin de respirer.*

Les expériences de MM. Dunders et Sneller ont fait
voir l'influence que le pneumo-gastrique exerce sur
les nerfs qui commandent aux agents inspirateurs et
expirateurs. En sectionnant ce nerf et en excitant le
bout qui répond à l'organe pulmonaire, on n'obtient
pas de résultats appréciables ; mais en excitant le bout
qui se rattache aux centres nerveux, on provoque la
contraction immédiate des muscles respirateurs. C'est
lui qui, par action réflexe, transmet aux nerfs des
muscles respiratoires l'ordre d'agir, quand le besoin
de respirer s'est fait sentir. C'est lui qui, sous l'inci-
tation des causes irritantes diverses, provoque les actes
de la toux, l'expectoration, etc.

Mais, au point de vue de la pathologie, il est un élément nerveux du poumon bien plus important encore.
Nous voulons parler des émanations du système du
grand sympathique qui, anastomosées avec le *pneumo-
gastrique,* l'accompagnent dans son trajet à travers la
substance pulmonaire et fournissent à l'appareil vasculaire, si nombreux, si complexe, si délicat, ses
nerfs propres, ses nerfs vaso-moteurs.

Les premières expériences faites sur le pneumo-gastrique avaient révélé un curieux phénomène longtemps
inexpliqué, c'est la congestion sanguine, dont tout l'ap-

pareil pulmonaire devenait le siége après la section du *pneumo-gastrique,* congestion allant jusqu'à l'extravasation du sang, jusqu'à simuler même l'hépatisation rouge de la pneumonie. La magnifique découverte de M. C. Bernard en déterminant le rôle du grand sympathique, ce modérateur de la circulation, fit comprendre que ces phénomènes étaient non pas la conséquence de la section de la huitième paire, mais de celle des éléments du nerf grand sympathique qui lui sont associés et qui ont pour mission de faire contracter les parois des vaisseaux pulmonaires.

Ces vaisseaux, paralysés par suite de cette section, et privés désormais de toute réaction tonique contre l'impulsion de l'ondée sanguine, se laissent gorger de sang au point qu'il transsude à travers leurs parois.

Or cette action modératrice des nerfs vaso-moteurs du poumon, diverses causes pathogéniques, peuvent l'affaiblir, et, par la congestion pulmonaire, ouvrir la scène à la plupart des actions morbides dont l'organe est trop souvent le théâtre.

Il est aussi, par bonheur, des agents hygiéniques et thérapeutiques ayant puissance de la maintenir, de la consolider, de la restituer. C'est dans ce sens qu'agit, ainsi qu'on le verra bientôt, notre *gymnastique pulmonaire.*

LE TUBERCULE.

CHAPITRE V.

LE TUBERCULE ET SA NATURE.

Le mot tubercule, dont les anciens se servaient pour désigner toute tumeur de petit ou médiocre volume, présentant une forme plus ou moins arrondie et siégeant dans un organe ou un tissu quelconque, a été réservé depuis les travaux de Bayle (en 1810) à ce produit morbide dont le type est en général conforme à la description suivante : corps d'un blanc jaunâtre ou grisâtre, de forme ordinairement ronde, d'un volume très-variable, sans traces d'organisation, durs à leur origine, mais déjà friables, se ramollissant le plus souvent et se vidant à l'extérieur à la manière des abcès, pour laisser à leur place une excavation plus ou moins vaste ; d'autres fois subissant la transformation crétacée ou calcaire [1].

Tel a été, en effet, depuis Bayle et Laënnec jusqu'à

[1] Grisolle, *Pathologie interne*, édit. 1857, t. II, p. 460.

une époque fort voisine de la nôtre, le signalement sommaire et clinique du tubercule. Les progrès accomplis par l'anatomie et l'histologie pathologique entre les mains des micrographes ont depuis profondément modifié la notion des processus dits tuberculeux, objet des recherches incessantes des médecins, point de départ des plus importantes découvertes de la pathologie générale, peut-être signal d'une révolution dans l'économie de cette science; en tout cas thème inépuisé de controverses brillantes et fécondes.

Examinons les principales doctrines relatives à la tuberculose. Et d'abord le tubercule est-il un élément morbide univoque, toujours semblable à lui-même, et spécifique? Pour Bayle, non. Cet auteur admet deux manifestations tuberculeuses différentes dans leur nature et dans leur évolution : la granulation et le tubercule proprement dit. Pour Laënnec, oui. Granulation grise, transparente ou non ; tubercule jaune ou friable; infiltration de matière tuberculeuse, tubercule enkysté, ne sont que des phases ou des formes diverses de l'évolution, au sein des organes, d'une production accidentelle, spécifique, semblable à elle-même et sans analogue dans les tissus normaux de l'économie.

Identité, spécificité, hétérologie [1], tels étaient, selon Laënnec, les caractères essentiels de l'entité

[1] De *heteros*, autre, et *logos*, nature, essence. Le mot n'est pas de Laënnec, il est de Lobstein (1829). C'est l'équivalent de *non-analogue*.

tubercule, doctrine qui longtemps a régné en souveraine dans l'école, et à laquelle les recherches micrographiques de Vogel d'abord, de Lebert ensuite, paraissaient avoir donné une importante sanction. Quand nous disons que la doctrine de Laënnec régna en souveraine, nous ne voulons pas dire sans conteste, tant s'en faut. Laënnec et la spécificité trouvèrent dans Broussais un rude adversaire. Pour Broussais, le dépôt tuberculeux n'était autre chose qu'un produit d'inflammation, le résultat de l'irritation sécrétoire des vaisseaux blancs. L'opinion de Broussais, qui n'avait d'autre appui que son éloquence fougueuse, n'a pas survécu à sa parole.

Puis vinrent MM. Magendie et Cruveilhier, pour qui le tubercule est encore un produit d'inflammation, du *pus concret*. M. Andral se rallia à cette opinion. La manière dont il expose le mécanisme de la formation du tubercule mérite d'être rapportée. Pour lui, sous l'influence d'une congestion sanguine active, il se fait une sécrétion purulente au sein du poumon. « Le pus, d'abord sans consistance, s'enlevant facilement avec le scalpel, acquiert plus tard une consistance plus grande, et finit par présenter l'aspect du tubercule, ou, en d'autres termes, constitue une petite masse arrondie, d'un blanc jaunâtre et d'une notable friabilité, comme si les molécules qui le composent, primitivement séparées par un liquide, avaient encore entre elles peu de cohésion » (*Clinique médicale*, t. IV, p. 2).

M. Bouillaud plus tard et Lallemand partagèrent

jusqu'à un certain point cette façon de voir, qui n'est jamais sortie de l'état d'hypothèse, et que M. Andral, bien certainement, ne professe plus aujourd'hui.

Caillot sanguin, lymphe coagulable, résidu hydro-carboné du poumon, développement parasitaire de nature animale et même végétale, etc., etc., toutes les assertions imaginables ont été proposées sur la nature du tubercule. Aucune n'a laissé dans la science de trace durable, aucune n'a prévalu contre ce qu'on peut appeler le « dogme » de Laënnec, du tubercule considéré comme production morbide, univoque, spécifique, hétérologue, engendré par une diathèse et accomplissant son évolution en vertu d'une vitalité propre.

Les études histologiques, aidées de la puissance d'instruments amplifiants de plus en plus parfaits et de mieux en mieux maniés, devaient cependant mettre en défaut cette théorie, et placer dans un jour sinon absolument vrai, du moins infiniment plus satisfaisant pour la science positive, la structure réelle et la genèse très-probable des altérations de nature tuberculeuse. Nous disons : les études histologiques d'abord, le microscope ensuite. C'est qu'il est peu d'objets d'examen plus délicats, plus féconds en illusions, en erreurs, que les altérations morbides des tissus et que l'altération tuberculeuse en particulier.

Avant les progrès de l'anatomie cellulaire normale et pathologique, avant la connaissance des lois générales qui président au développement des tissus, et dont la teneur est aussi régulièrement observée par la nature dans leurs processus morbides que dans leurs évolutions normales, le microscope n'avait donné que des éclaircissements incomplets, point de départ d'inductions inexactes.

Kuhn, Glüge, Vogel, puis Lebert se livrèrent les premiers à des recherches micrographiques consciencieuses et approfondies, qui justifiaient, celles du dernier surtout, les vues de Laënnec sur la composition intime du tubercule.

Tous les observateurs arrivèrent à doter le tubercule d'éléments spécifiques. Pour ne citer que Lebert, dont les descriptions ont fait pendant un certain temps autorité dans la science, le tubercule renferme trois éléments constants et quatre non constants. Des trois premiers, il en est un caractéristique, spécifique : c'est le corpuscule, ou *globule tuberculeux*. Les deux autres sont le granule et la substance interglobulaire.

Le corpuscule tuberculeux type est d'une couleur jaune pâle, de forme irrégulière, tendant toujours à être arrondi en ovulaire, volume d'un cent-quarantième à un centième de millimètre.

Le contenu du corpuscule consiste en une masse plus ou moins transparente, parfois granuleuse, par instants assez solide, et en globules moléculaires au nombre de quatre au moins. Les granules moléculaires ont d'un huit-centième à un quatre-centième de millimètre de diamètre, sont disséminés dans toute la masse des tubercules, et sont quelquefois assez nombreux pour les constituer en totalité. La plupart sont extérieurs au corpuscule tuberculeux ; très-peu sont contenus dans son intérieur.

Le troisième élément constant est la substance interglobuleuse unissant entre eux les globules et les granules. Elle est demi-transparente, jaune-grisâtre et assez solide.

Les éléments non constants sont : 1° la graisse ; 2° le pigment mélanique ; 3° des fibres ; 4° des cristaux de forme prismatique [1].

Or, de tout ce que l'éminent micrographe avait si laborieusement constaté et si fidèlement décrit, il ne demeure aujourd'hui, nous allons le faire voir tout à l'heure, que le souvenir honorable d'un travail patiemment et consciencieusement accompli. Sa construction tuberculeuse, contre-fort en apparence si puissant du monument de Laënnec, est démolie aujourd'hui. Les matériaux n'en étaient pas cependant illusoires. M. Lebert avait vu et bien vu ; mais il n'avait pas tout vu, ni surtout vu aux instants où il importe de voir.

Il est une loi organique qui atteint non-seulement tous les éléments des tissus frappés de mort, mais encore les procès morbides qui en dérivent, c'est la métamorphose rétrograde. Aussi, en portant l'examen microscopique sur des masses dites tuberculeuses à l'état de ramollissement complet, on n'y distingue

[1] Lebert, *Traité pratique des maladies scrofuleuses et tuberculeuses*, Paris, 1849.

aucune trace de tissu morphologique; on n'y aperçoit que des molécules graisseuses dont il est impossible de déterminer la provenance. C'est pour cela que Lebert n'a pu tout voir; c'est pour cette raison que l'opportunité lui a fait défaut.

Les micrographes de nos jours, contrairement au précepte indiqué par le grand maître, ont pensé, à juste titre, qu'avant tout il fallait pénétrer au fond de l'organisation pour en connaître la composition intime, et que, pour se faire une idée juste du tubercule, on devait l'étudier dans les différents organes où l'on a l'habitude de le rencontrer, et le comparer avec d'autres productions pathologiques avec lesquelles il peut être confondu. Les connaissances initiales acquises, ils ont cherché le tubercule dans les tissus les plus simples [1], choisissant les granulations les plus petites, afin de pouvoir saisir la première phase d'évolution. Ils l'ont trouvé dans le tissu conjonctif, ordinairement petit, formant quelquefois des nodosités assez grandes avec saillie au-dessus de la membrane. Ces nodosités tuberculeuses, dues à l'accumulation des corpuscules du tissu conjonctif de la membrane, trouvent leur raison d'être dans l'hypertrophie des cellules plasmatiques et dans la multiplication de leurs noyaux. Ainsi il est facile de comprendre le mécanisme du développement de ces procès morbides. Que les cellules plasmatiques s'hypertrophient et multiplient leurs noyaux

[1] Les séreuses et les muqueuses.

dans un point quelconque, elles se distendent, se rapprochent au point que, dans un moment donné, elles se touchent et confondent leur contenu. Après cette prolifération, les cellules cessent de vivre, soit par épuisement, soit que le nouveau produit empêche la circulation par la compression des vaisseaux. Elles finissent, altérées dans leur nutrition, par tomber en deliquium dans le ramollissement graisseux, métamorphose rétrograde que subissent tous les éléments qui ont cessé leurs fonctions.

Passant ensuite à l'examen des organes où l'on rencontre habituellement le tubercule, tels que le foie, les reins, ils ont constaté que ce procès morbide était étranger au parenchyme de ces organes, qu'il existait exclusivement dans le tissu conjonctif interlobulaire et intertubulaire dont ils sont enveloppés.

L'étude du tubercule du poumon a offert des difficultés considérables inhérentes à la complexité de structure de cet organe. Néanmoins le microscope en a eu raison. Par lui on a pu voir que le tubercule est toujours identique, que son évolution ne présente rien de spécial, et qu'il siége exclusivement dans le tissu interlobulaire de cet organe. De plus, on a pu distinguer, en examinant les masses tuberculeuses à différents degrés de consistance, non-seulement qu'elles n'ont aucune analogie avec le tubercule, mais encore qu'elles sont le produit de diverses altérations de différentes parties du poumon, correspondant à trois degrés de la pneumonie, ce qui restreint d'autant les limites de la tuberculisation.

C'est ainsi que l'hypertrophie des cellules épithéliales des alvéoles correspond à la pneumonie au premier degré ; que le second degré, appelé par Virchow *pneumonie catarrhale,* appartient au premier degré d'inflammation des alvéoles ; que le second degré d'inflammation de ces mêmes alvéoles constitue la pneumonie purulente.

On a conclu de là que le tubercule est une néoplasie à évolution spéciale, et que son siége est exclusivement dans le tissu conjonctif de tous les organes. Tel est le résumé succinct que nous avons emprunté au magnifique travail de M. le docteur Villemin.

Quoi qu'il en soit, nous pensons que la phthisie consiste dans une perturbation de la fonction pulmonaire, entraînant une altération particulière du sang et un état discrasique susceptible de produire la tuberculisation dans les divers organes de l'économie, et que les poumons sont seuls le foyer de la tuberculisation.

Cette définition, tout en établissant un rapport direct entre la cause et l'effet, trouve sa confirmation : 1° dans l'observation qui apprend que le tubercule n'a par lui-même aucune action sur la santé générale ; que sa présence dans les divers organes ne se révèle communément par aucun trouble fonctionnel, et que quand il se produit dans différents organes, c'est toujours chez des sujets souffrant depuis longtemps et présentant déjà des signes de phthisie pulmonaire; 2° dans l'anatomie pathologique, qui démontre que chez les sujets qui succombent à la méningite tuberculeuse, par exemple, on trouve toujours dans leurs poumons des tubercules dans un état de ramollissement plus avancé, preuve qu'ils existaient auparavant; 3° dans la loi pathologique de M. Louis, qui dit qu'il n'y a jamais de tubercules dans un organe sans qu'il y en ait préalablement dans les poumons. On a bien créé une exception à cette loi à l'égard des enfants, mais on verra dans la note ci-dessous, en examinant les recherches de MM. Rilliet, Barthez et Papavoine sur lesquelles on s'est appuyé, qu'elles ne font qu'ajouter à l'absolu de ce principe [1]; 4° dans les succès obtenus par une

[1] M. Papavoine a trouvé, sur cinquante enfants tuberculeux dont il a fait l'autopsie, douze cas dans lesquels les poumons étaient sains. MM. Barthez et Rilliet, de leur côté, ont examiné trois cent douze enfants morts tuberculeux, et ont noté quarante-neuf fois (le septième des cas), l'absence des tubercules pulmonaires. Ces faits semblent bien infirmer la loi pathologique de M. Louis; mais on s'aperçoit bientôt que la restriction qu'ils paraissent produire n'est due qu'à une fausse interprétation et à l'oubli des particularités de l'appareil vasculaire chez le fœtus.

Chez l'adulte, le cercle circulatoire établi par le tronc de l'artère pulmonaire se divisant en deux grosses branches, qui vont se ramifier dans le tissu des poumons et y distribuer le sang venu du ventricule droit, sang qui est repris ensuite par les radicules de la veine pulmonaire, et reporté par elles dans l'oreillette gauche, est complétement interrompu chez le fœtus. Chez celui-ci, les artères pulmonaires sont extrêmement petites, mais, par contre, l'artère pulmonaire donne naissance à un tronc volumineux (canal arté-riel) qui va directement s'ouvrir dans la crosse de l'aorte, et qui méthode qui découle naturellement de notre manière d'envisager l'affection.

Les anciens, Hippocrate en tête, n'avaient aucune notion d'anatomie pathologique, puisque les nécropsies leur étaient défendues, et, cependant, ils trouvèrent des procédés de traitement, proclamèrent des aphorismes qui font loi aujourd'hui, qui feront loi dans tous les siècles.

Tout en regardant les recherches anatomiques comme le principal moyen d'arriver à la connaissance intime des maladies, et en admettant que la science s'est assise sur des bases réellement solides seulement depuis que le médecin armé du scalpel et du microscope a le droit de scruter dans les profondeurs intimes de l'organisme, nous disons que le traitement heureux ou impuissant est, lui aussi, un moyen précieux de diagnostic.

Ainsi, par exemple, alors que la théorie inflamma-

fait que les poumons sont aussi étrangers à la circulation qu'imperméables à l'air. Ces notions anatomiques rappelées, il est facile de comprendre que les poumons, qui ne participent point à la vie fœtale, doivent être exempts des lésions attachées à son organisation.

Il suivrait de là que les enfants chez lesquels ces auteurs n'ont point trouvé de tubercules pulmonaires seraient nés phthisiques, c'est-à-dire avec la lésion anatomique qui constitue la maladie, et que ceux qui ont présenté des tubercules pulmonaires ont succombé à une phthisie acquise.

L'hérédité ne trouverait-elle pas ainsi une raison d'être sinon plausible, du moins rationnelle? Ne pourrait-on pas dire que sur cent enfants qui meurent phthisiques il y en a le septième qui succombent à une phthisie héréditaire?

toire du fougueux Broussais enflammait tous les esprits, et ne montrait partout que phlogose aiguë ou chronique dont les saignées, les sangsues, la diète et la tisane des quatre fleurs devaient avoir raison, ce fut la pratique qui, par ses nombreux insuccès, démontra que le grand réformateur faisait fausse route. Si donc nous avons parlé des nombreux succès obtenus par nous, ce n'est point pour satisfaire un orgueil qui serait mal placé chez un simple praticien, mais parce qu'ils servent dans une certaine mesure à établir l'étiologie de la redoutable maladie dont nous nous occupons.

SYMPTOMES.

Première phase. Les débuts de la phthisie sont presque toujours lents et insidieux. La scène s'ouvre le plus souvent par une toux fatigante et plus fréquente ordinairement la nuit, accompagnée d'un essoufflement plus ou moins marqué dans les grands mouvements et surtout en montant. Ajoutons qu'un amaigrissement plus ou moins prononcé ne tarde pas à se manifester. Dans un grand nombre de cas cette affection commence par une hémoptysie plus ou moins abondante. La toux reste sèche quelquefois fort long-temps ; mais ordinairement elle s'accompagne de crachats, elle devient quinteuse, difficile et plus continuelle la nuit. Quand elle est plus forte, elle produit de la dyspnée et quelquefois des vomissements après les repas. Les crachats deviennent épais, opaques. La dyspnée augmente au fur et à mesure que la maladie fait des progrès, au point qu'une marche précipitée ou une ascension deviennent fort pénibles, pour ne pas dire tout à fait impossibles. Les malades accusent souvent une oppression plus ou moins marquée sur la partie antérieure de la poitrine, et une douleur dans le dos qui les fatigue. Quelques sujets éprouvent des douleurs dans les côtés ; mais ces douleurs ne sont dues qu'à des névralgies intercostales [1]. L'auscultation et la percussion fournissent des renseignements très-précieux. A la percussion, on remarque un son plus obscur qu'à l'état normal dans un ou plusieurs points de la poitrine et presque toujours au-dessous des clavicules. A l'auscultation, on observe une légère altération de la respiration avec un prolongement de l'expiration. Quelquefois on distingue un bruit respiratoire particulier auquel on a donné le nom de bruit râpeux, respiration sèche. A ces phénomènes viennent s'ajouter, vers la fin de la première phase, un râle crépitant léger, des craquements, une bronchophonie plus ou moins appréciable.

Deuxième phase. Cependant, tous ces symptômes entrent dans une période de croissance remarquable ; la toux devient plus fréquente, plus quinteuse, les crachats de blancs muqueux deviennent verdâtres, opaques, privés d'air, tantôt d'une forme arrondie, tantôt lacérés dans leur pourtour, et prennent enfin une teinte grisâtre et un aspect sale. La dyspnée est plus fatigante, l'oppression et les douleurs de poitrine sont plus vives. La fièvre apparaît, et ses accès prennent une telle régularité qu'ils ont les caractères

---

[1] Valleix, *Traité des névralgies,* Paris, 1841.

d'une fièvre quotidienne intermittente. Les sueurs nocturnes sont abondantes, l'appétit se perd. Une diarrhée plus ou moins abondante vient augmenter l'affaiblissement des malades. L'amaigrissement devient extrême, la face pâlit, les joues et les tempes se creusent, les forces disparaissent, et le malade meurt dans le marasme, en conservant jusqu'au dernier moment l'intégrité de ses facultés intellectuelles.

Dans cette période on trouve, à l'auscultation et à la percussion, une matité complète du son sous les clavicules, dans les fosses sus-épineuses, soit d'un seul côté, soit dans les deux. On y entend des craquements plus ou moins secs et souvent un râle crépitant. A une époque plus avancée, cette matité augmente d'étendue; le bruit respiratoire devient rude au sommet du poumon, et l'on entend la bronchophonie. Enfin on observe un gargouillement accompagné d'une pectoriloquie plus ou moins prononcée, signe indubitable de la formation des cavernes.

TRAITEMENT.

Il est peu de maladies contre lesquelles on ait employé un aussi grand nombre de remèdes; et malgré toutes ces tentatives, malgré tous ces efforts, on est obligé d'avouer que l'art ne possède aucun moyen pour arriver à la guérison. Cela nous paraît tenir à ce que les tentatives ont eu pour point de départ une donnée erronée en cherchant un spécifique qui n'existe pas. Nous ne parlerons pas des divers traitements employés par les anciens, par les Arabes et par les médecins modernes jusqu'à la fin du dix-huitième siècle, et nous aborderons de suite les procédés divers usités de nos jours. Le traitement a varié selon la manière dont on a envisagé cette redoutable maladie. Les uns, ayant Broussais à leur tête, l'ont considérée comme le résultat d'une inflammation et ont employé les antiphlogistiques; les autres, se basant sans doute sur l'état de faiblesse générale des sujets, ont employé les toniques; d'autres encore, ayant toute confiance dans l'action dérivative, ont eu recours aux purgations et aux divers exutoires [1]. Enfin il en est un bon nombre qui ont préconisé les fumigations de certains gaz, tels

[1] Gannal, Richard, Cottereau, *Archives générales de médecine*, 1re série, 1830.

que l'oxygène, le chlore et l'iode vaporisé. Ces différents moyens ont eu une certaine vogue pendant quelque temps, mais ils ont été plutôt nuisibles qu'utiles. Les accidents qu'ils occasionnaient en excitant la toux et en provoquant des hémoptysies les ont fait complétement abandonner. L'expérience a prouvé que tous ces moyens n'avaient d'autre mérite que d'avoir été présentés par des hommes de talent, par des chercheurs qui voulaient sortir le traitement de la phthisie de sa désespérante inefficacité. On est donc réduit à faire la médecine de symptômes, c'est-à-dire à employer des moyens propres à calmer les douleurs et à ralentir la marche de la maladie. C'est ainsi que l'on emploie les opiacés dans le triple but de calmer la toux, de rendre la respiration plus facile et d'assoupir le cerveau, dont les perceptions restent intactes et qui assiste en pleine connaissance de cause à la destruction générale de l'organisme. C'est dans ce même but que la jusquiame, la ciguë, l'aconit, le lactucarium, sont mis en usage. L'oppression et les douleurs de poitrine sont combattues par des frictions avec des liniments opiacés, ou bien par les frictions avec l'huile de croton. Pour obvier aux inconvénients d'une expectoration difficile et pénible, on ajoute à ces moyens l'usage des vomitifs à petite dose et en particulier de l'ipécacuanha, dont l'action incisive est bien connue. Parmi les substances regardées comme étant les plus propres à arrêter les sueurs colliquatives qui affaiblissent si rapidement les phthisiques,

signalons l'agaric blanc [1] et l'acétate de plomb. A la
diarrhée colliquative qui plonge les malades dans le
marasme, on oppose ordinairement le laudanum de Sydenham. De nos jours, les inhalations sulfureuses sont
en grande faveur et semblent devoir prendre une ex-
tension plus considérable. Cependant ce moyen nous
paraît offrir les inconvénients qui ont été reprochés
aux différents gaz, sans procurer plus d'avantages. Et
d'abord les inhalations, médicalement parlant, sont un
mode d'administrer certains médicaments par les voies
aériennes, au lieu de les faire passer par les voies di-
gestives. Dans le premier cas elles sont aspirées, dans
le second elles sont avalées, voilà toute la différence.
Leur importance réside uniquement dans la propriété
des substances qu'elles contiennent. C'est donc reconnaître aux inhalations sulfureuses une action spécifique. Néanmoins l'observation nous apprend que les
eaux thermales sulfureuses, prises en boisson, sont
excitantes, qu'elles produisent l'exaltation du système
nerveux, qu'elles accélèrent la circulation, augmentent
la toux, l'expectoration, produisent souvent des hémoptysies, enfin qu'elles aggravent souvent les symptômes de la phthisie au point que l'on doit en sus-
pendre ou en abandonner l'usage. Leur emploi réclame
la plus grande réserve et une extrême prudence.

Puisque les eaux thermales sulfureuses produisent
en boisson des effets aussi violents, on ne saurait dou-

[1] *Mémoire sur l'emploi de l'agaric blanc dans la phthisie,*
Paris, 1832.

ter que les inhalations ne produisent des phénomènes d'exacerbation par leur contact immédiat avec les organes respiratoires, alors surtout que l'on choisit pour la cure d'inhalations les eaux dont le principe sulfureux est le plus vaporisable, c'est-à-dire les plus actives. Mais l'altération du sulfure alcalin ne communique-t-elle pas aux vapeurs sulfureuses des propriétés nouvelles qui détruiraient, en un mot, la spécificité qu'on paraît leur accorder? Au moindre contact de l'atmosphère avec le sulfure de sodium, il se dégage du gaz sulfhydrique. Celui-ci à son tour est décomposé en partie par l'oxygène et laisse à nu une quantité de soufre, lequel pénètre dans la poitrine avec la partie d'acide sulfhydrique non décomposé. Il résulte que du soufre est mis à nu, disséminé dans l'air au lieu d'être dissous dans l'eau. Mais rien n'indique que les vapeurs sulfureuses aient acquis des qualités nouvelles, ni que le soufre résultant de ces décompositions successives se soit dépouillé des propriétés excitantes qui lui sont propres pour en prendre de spécifiques. Nous n'apercevons dans ces effets chimiques qu'un air dépouillé d'une grande partie d'oxygène et l'introduction dans les bronches d'un agent qui par sa présence et ses propriétés excite les poumons, trouble la fonction qu'ils sont appelés à remplir, et aggrave par conséquent les symptômes de la phthisie.

Rétablir la fonction pulmonaire dans son état normal, et par là former une hématose complète, tel est à nos yeux le moyen le plus rationnel de prévenir, d'arrêter et de faire disparaître la tuberculisation. Pour obtenir ce résultat, nous employons les inhalations forcées et méthodiques. Nous faisons, en d'autres termes, de la gymnastique pulmonaire au moyen d'un appareil que nous avons fait construire à cet effet. Par ces aspirations forcées et méthodiques, non-seulement on introduit dans les poumons une plus grande quantité d'air qu'ils n'en contiennent dans l'état morbide, mais encore on combat l'état d'affaissement des vésicules pulmonaires, et on leur procure une élasticité qu'elles avaient perdue. En développant ainsi les poumons et le thorax lui-même, en leur donnant une tonicité dont ils étaient privés, la fonction pulmonaire rentre dans son état normal, l'hématose devient complète, le sang reprend les qualités qui lui sont propres, et la tuberculisation disparaît.

Sous l'influence de ce mode de traitement, dont il est facile de suivre pas à pas, pour ainsi dire, les effets, on peut constater que les phénomènes se produisent dans l'ordre suivant : retour de l'expression de la figure, coloration des gencives et des paupières, animation des yeux, augmentation des forces générales, diminution de la toux et de l'expectoration. Changement dans la coloration des crachats; de jaunes et épais, ils deviennent blancs et plus liquides. Les sueurs nocturnes disparaissent; la respiration devient plus facile, plus ample, la marche plus aisée. Enfin, à une certaine époque, l'embonpoint fait place à la maigreur. Nous avons vu des malades gagner trois et quatre kilos au bout de deux mois de traitement. Les bruits anormaux constatés avant l'emploi de l'hématogène s'amendent d'une manière considérable. L'air, en pénétrant dans les cellules pulmonaires, les distend, les assouplit et fait rentrer l'organc dans son état normal. En un mot, le murmure doux et souple de la respiration remplace cet état de gêne, cette difficulté de respirer qui est le malheureux apanage des phthisiques.

Nota. Les diverses recherches faites dans le courant de ce travail nous ont appris que M. le docteur Steinbrenner, médecin à Wasselonne (Haut-Rhin), avait proposé, il y a déjà quelques années, dans un mémoire à l'Académie de médecine, les inspirations et les expirations forcées comme moyen prophylactique de la phthisie. A cet effet, ce médecin a inventé un appareil au moyen duquel le malade inspire et expire, les narines closes.

D'autre part, nous avons trouvé que M. le docteur Ramadge, de Londres, avait proposé les aspirations forcées contre la phthisie, au moyen d'un appareil à peu près semblable à celui dont nous nous servons. Nous avons été d'autant plus surpris, que nous n'en avons eu aucune connaissance dans le courant de nos expériences à l'hôpital de Brompton.

Quoique nous ayons été devancé, à notre insu, par ces honorables médecins, nous croyons que l'exposé de nos idées ne sera pas sans utilité, surtout en joignant à leur appui une faible partie de nos observations, faites avec une aussi grande exactitude que possible.

OBSERVATIONS.

PHYMIE.

I.

M. J., jeune homme âgé de vingt ans, d'origine allemande, est arrivé à Paris il y a deux ans pour y exercer l'état de cordonnier. Il s'était très-bien porté jusqu'au mois de février 1865, époque à laquelle il fut atteint d'un chaud et froid, ce sont ses expressions. A partir de ce moment il fut pris d'une toux très-fréquente qui ne lui laissait guère de repos et qui résista à tous les moyens employés pendant quatre mois.

Vers les premiers jours du mois de juin, il se présenta à la visite du docteur Beau, médecin à l'hôpital de la Charité, et voici quel fut le résultat de son examen :

Taille au-dessus de la moyenne, cheveux d'un blond très-prononcé, teint d'un blanc mat, toux très-fréquente, respiration gênée, très-courte. Le malade accusait des sueurs nocturnes, très-abondantes depuis un mois. Amaigrissement prononcé, faiblesse extrême, inappétence. M. le docteur Beau reconnut, à l'auscultation et à la percussion, une matité considérable au-dessous de la clavicule gauche et des craquements assez forts dans la partie supérieure du poumon gauche, également au-dessous de la clavicule, ainsi qu'au sommet du poumon du même côté (fosse sus-épineuse). M. Beau diagnostiqua une phymie au premier degré du côté gauche, et nous confia le malade pour le soumettre à notre traitement. Nous le soumîmes donc aux inhalations forcées et méthodiques. Au quinzième jour du traitement ce jeune homme fut examiné par M. Beau en présence de ses élèves. Déjà il s'était produit une grande amélioration.

M. le docteur Beau constata un changement notable dans la physionomie du patient, une diminution marquée dans la gêne de respiration, dans l'étendue de la matité et dans la force des craquements observés primitivement. Au reste, les forces du malade avaient augmenté, les sueurs nocturnes avaient disparu, et l'appétit commençait à se faire sentir. Nous continuâmes à faire suivre le traitement, et vingt jours après la guérison était parfaite. Nous eûmes la satisfaction d'entendre M. le docteur Beau déclarer à ses élèves après un examen des plus sérieux, qu'il y avait chez ce jeune homme une guérison parfaite. Depuis, il a continué à se bien porter.

N. B. — M. le docteur Beau était un des commissaires nommés par l'Académie de médecine pour expérimenter notre traitement.

II.

Mademoiselle X., place de la Bourse, est une enfant de dix ans, d'une constitution chétive et que l'on a eu de la peine à élever. Depuis un an elle était dans un état souffreteux qui donnait beaucoup d'inquiétude. Le médecin aux soins duquel elle était confiée la déclara atteinte de l'affection tuberculeuse.

Cette enfant nous fut présentée au mois de juillet 1862. Un examen attentif ne laissait aucun doute sur la présence des tubercules pulmonaires chez cette jeune malade.

Décoloration de la peau, faiblesse extrême, respiration courte, difficile, essoufflement au moindre mouvement. Toux sèche, fréquente, augmentant pendant la nuit, et suivie le matin d'une légère expectoration; appétit très-irrégulier. La percussion et l'auscultation nous firent apercevoir une matité assez considérable des deux côtés de la poitrine, au-dessous des clavicules. Respiration très-rude des deux côtés et s'étendant aux fosses sus-épineuses. Nous conseillâmes la méthode d'inhalations, qui fut employée avec le plus grand succès. Au bout d'un mois de traitement, teint meilleur, forces développées, appétit excellent. La toux avait disparu, le sommeil était devenu réparateur. La poitrine s'était développée. La respiration était large et douce, et l'auscultation accusait l'absence complète de tout bruit anormal. A partir de ce moment, l'état de cette malade s'est toujours amélioré, et aujourd'hui l'enfant est devenue une jeune fille dont la santé ne laisse rien à désirer

III.

M. H., capitaine de cavalerie dans un des régiments de la garde impériale, fut atteint d'une affection de poitrine dans l'hiver de 1864-1865. Cette affection, par ses progrès, le mit sur le point de perdre les avantages de vingt-huit années de service. Au mois de juin 1865, le chef de corps forçait ce militaire, d'après l'avis du chirurgien-major, à prendre un congé. Sur ces entrefaites, nous fûmes appelé à le visiter.

Nous trouvâmes un homme d'une taille au-dessus de la moyenne, d'une constitution robuste, et cependant d'une faiblesse excessive et d'une pâleur extrême. Il avait considérablement maigri depuis l'invasion de la maladie. Sa respiration était courte, la marche pénible; l'ascension difficile et accompagnée d'une oppression assez forte. La toux était fréquente, l'expectoration assez abondante. Crachats épais, jaunes. Toux plus forte la nuit, et surtout le matin au réveil. Vers les quatre ou cinq heures du soir le malade avait un léger mouvement fébrile, et la nuit des sueurs partielles peu abondantes. La percussion et l'auscultation nous fournirent les signes suivants : matité au-dessous de la clavicule droite, s'étendant jusqu'à la quatrième côte. Râles humides du même côté fortement développés; bruit respiratoire considérablement prolongé.

Nous soumîmes M. H. à l'usage des inhalations méthodiques, qu'il fit très-régulièrement deux fois par jour. Le quinzième jour le malade éprouva un mieux très-notable. La respiration devint plus libre, la marche plus facile, la toux et l'expectoration diminuèrent d'une manière sensible; les sueurs nocturnes avaient cessé. Le traitement fut continué avec soin, et un mois après ce militaire reprit son service, au grand étonnement de ses camarades. Il est encore à la tête de son escadron, jouissant d'une parfaite santé.

IV.

Madame veuve C.... vint à l'hôpital de Brompton,
au commencement du mois d'août 1863, réclamer
les soins du docteur S., attaché à cet établissement,
pour son fils, âgé de onze ans, atteint de l'affection
de poitrine depuis trois ans.

Cet enfant était d'une constitution très-frêle, d'une
maigreur et d'une faiblesse extrêmes. Il avait une toux
sèche, très-fréquente, qui augmentait toujours, malgré
tous les moyens employés pour la faire disparaître.
Depuis trois ans il gardait la chambre, et la plupart
du temps dans son lit, surtout pendant la mauvaise
saison. Les sueurs nocturnes, presque continues, ajou-
taient encore à son dépérissement. L'examen du malade nous donna les résultats suivants : matité considérable au-dessous de la clavicule gauche, s'étendant
au niveau de la quatrième côte. Cette matité existait à
la partie postérieure du même côté. Aplatissement
très-prononcé du thorax, à gauche, dû à la déviation
de la colonne vertébrale. Le côté gauche avait trois
centimètres et demi de moins que le droit. Le bruit
respiratoire était presque nul dans toute cette partie.
Le côté droit présentait la sonoréité voulue, et,

cependant, la respiration, quoique franche, s'y faisait d'une manière assez faible.

Cet enfant fut mis à l'usage des inhalations méthodiques. Dix jours après l'emploi de ce moyen, il se présenta à la visite du docteur S. Nous pûmes remarquer que sa physionomie reprenait de l'expression, et que l'appétit commençait à se faire sentir, mais l'examen du petit malade ne nous révéla aucun changement. Les inhalations furent continuées, et le 27 du mois, époque de la deuxième visite à Brompton, nous fûmes à même de constater des changements très-notables. Ainsi, la physionomie avait repris de l'animation; le teint était devenu meilleur; la parole plus facile; la respiration plus libre, plus large; la marche beaucoup moins pénible, la toux moins fréquente et moins forte. Les sueurs avaient complétement disparu; la gaité et le désir de jouer avaient fait place à l'apathie, à l'indifférence. Le froissement qui existait à gauche était bien moins considérable, et le bruit respiratoire commençait à s'entendre dans presque toute l'étendue du poumon. Le 23 septembre, ce malade fit sa troisième visite. L'amélioration que nous avions constatée avait singulièrement augmenté. Son teint était parfait, ses forces s'étaient bien développées, sa physionomie était radieuse. Les bruits anormaux constatés du côté gauche avaient fait place à une respiration normale et presque aussi large que du côté droit. Le thorax avait gagné du même côté deux centimètres et demi de développement.

Nous continuâmes le traitement pendant deux mois encore, et au bout de ce temps la santé du jeune C. ne laissa rien à désirer. Nous avons eu occasion de revoir cet enfant quelques mois après (juin 1864), et nous affirmons l'avoir trouvé dans les meilleures conditions possibles.

V.

Mademoiselle D..., fille d'un riche négociant de Lille, et âgée de quatorze ou quinze ans, s'était toujours bien portée jusqu'à l'hiver de 1864-1865, époque à laquelle elle fut atteinte d'une affection de poitrine qui donnait les plus vives inquiétudes.

La toux était fréquente, l'expectoration nulle, la pâleur excessive, la respiration très-courte, accompagnée d'une faiblesse considérable. Aussitôt la bonne saison arrivée, on transporta la malade à la campagne, où elle parut se rétablir, au point que les parents étaient complétement rassurés. Mais cette tranquillité ne fut pas partagée par le docteur C..., directeur de l'école de médecine de Lille, qui, après avoir examiné la malade, ne put s'empêcher de manifester ses craintes, en disant qu'il ne voyait qu'un moment d'arrêt dans le développement de la tuberculose. On rentra en ville, et bientôt on reconnut combien le diagnostic du docteur C..... était vrai. En effet, malgré les précautions les plus minutieuses, la santé de cette jeune personne ne tarda pas à s'altérer de nouveau. La toux devint très-fréquente, l'expectoration assez abondante. Dyspnée plus forte, plus continue, augmentée au moindre mouvement. Sueurs nocturnes très-abondantes, peau décolorée, amaigrissement notable, tel était l'état général de la malade au moment où nous fûmes appelé en consultation avec le médecin ordinaire de la maison. A la percussion, nous constatâmes une matité très-étendue, occupant la partie du poumon gauche au-dessous de la clavicule. L'auscultation nous dévoila des râles humides très-forts dans cette même région, ainsi que dans la fosse sus-épineuse du même côté. Le bruit respiratoire se faisait entendre dans toutes les autres parties du poumon, mais il était plus faible que du côté droit. Cette jeune malade fut soumise à des inhalations méthodiques, et au bout d'un mois et demi non-seulement tout danger était conjuré, mais encore la santé était revenue. Aujourd'hui cette jeune personne a un teint frais et vermeil et possède un embonpoint magnifique, à tel point qu'on pourrait en toute vérité douter de notre diagnostic, s'il n'était accompagné et contrôlé par celui de praticiens dont la science ne peut être mise en doute.

VI.

Madame D..., âgée de trente-trois ans, est mariée depuis dix ans et a eu deux enfants. Il y a deux ans (1864), elle fut atteinte d'un gros rhume qui la mit, dans la nécessité de quitter Paris. Elle se rendit dans son pays (Nièvre), où, pendant quinze ou dix-huit mois, elle reçut les soins assidus du docteur F... Cependant, la maladie persista, et madame D... revint à Paris. Son rhume ayant pris des proportions inquiétantes, elle réclama nos soins.

Elle était dans l'état suivant : maigreur extrême, peau d'un blanc mat très-prononcé, yeux abattus, gencives décolorées, respiration courte (cinquante aspirations par minute), toux très-fréquente, expectoration abondante, surtout le matin, crachats jaunes, épais, lourds. Absence complète de menstrues depuis quatre mois; sueurs nocturnes très-abondantes. A la percussion, on observait une matité très-prononcée au-dessous de la clavicule gauche et à la partie postérieure du même côté. L'auscultation faisait entendre de grosses bulles dans toute la partie antérieure et postérieure de la poitrine du même côté. Nous diagnostiquâmes une phymie du deuxième degré à gauche. La malade fut soumise à l'usage des inhalations, et en huit jours elle éprouva une amélioration notable. En trois semaines il y eut des signes sensibles : toux moins intense et moins fréquente, expectoration moins abondante. Les crachats, de jaunes qu'ils étaient, prirent une teinte plus claire, les sueurs nocturnes disparurent; matité moins forte, et les bulles moins grosses. Les règles se montrèrent avec assez d'abondance, et le sang, au lieu d'avoir une couleur rosée pâle comme précédemment, était d'un rouge vif. A partir de ce moment, les forces augmentèrent, la toux et l'expectoration allèrent toujours en diminuant. Au bout de deux mois environ de traitement, la malade reprit un embonpoint satisfaisant, *elle pesait deux kilos de plus.* Nous pûmes constater qu'il ne restait qu'une respiration un peu rude dans un point très-circonscrit du sommet du poumon droit.

VII.

M. P..., âgé de trente ans, d'une constitution lymphatique, se livrait depuis longtemps à un travail de nuit très-fatigant. Il est compositeur de musique. Il y a dix-huit mois qu'il fut atteint d'une toux sèche d'abord, suivie de quelques hémoptysies peu considérables, et enfin d'une expectoration de crachats opaques assez abondants. Ajoutons à ces symptômes un dépérissement marqué et des sueurs nocturnes continues. La médication suivie jusqu'alors n'avait amené aucun changement, la position s'aggravait.

L'examen fait le 15 février dernier nous fit reconnaître une matité complète du côté gauche, au-dessous de la clavicule, un râle sibilant du même côté, et un retentissement de la voix prononcé à la partie postérieure de la poitrine du même côté. Le diagnostic ne pouvait être douteux; il y avait phymie au deuxième degré du côté gauche. C'était aussi l'avis du médecin qui donnait des soins au malade.

L'emploi des inhalations méthodiques fit bientôt disparaître les caractères de l'affection tuberculeuse, et après trois mois de traitement M. P... put continuer à donner ses leçons en ville comme avant sa maladie. Depuis, sa santé n'a cessé d'être parfaite.

VIII.

M. M..., charpentier, âgé de quarante-sept ans, est atteint depuis quinze mois d'une affection de poitrine qu'il attribue à un verre d'eau de puits qu'il aurait bu dans un moment où il était en transpiration. A partir de cette époque, il lui serait survenu une toux sèche très-opiniâtre, qui au bout de quelque temps fut suivie d'une expectoration abondante. Malgré tous les soins, la toux augmenta ainsi que l'expectoration. La respiration est devenue plus courte ; la fièvre a augmenté tous les soirs ; l'amaigrissement est devenu de plus en plus grand, et les sueurs nocturnes plus fortes.

A l'examen, nous avons constaté une matité au-dessous de la clavicule droite, s'étendant jusqu'à la quatrième côte, ainsi que la présence de râles humides assez forts. La phymie était indubitable. Nous soumîmes le malade aux inhalations forcées au moyen de l'hématogène. Le dix-septième jour du traitement, les râles humides avaient diminué de force, la matité était moins prononcée. État général singulièrement amélioré ; forces commençant à revenir ; sueurs nocturnes disparues ; appétit meilleur. Le quarantième jour du traitement, la poitrine présentait une sonoréité normale dans toute son étendue. La respiration était devenue douce, facile et très-développée. Il ne restait, de tous les signes indiqués ci-dessus, qu'une petite toux légère (deux ou trois fois par jour), dont le malade ne se plaignait nullement. Depuis ce temps, M. M... vaque à ses occupations et jouit d'une bonne santé.

IX.

M. L..., ancien militaire, employé depuis quelques années au chemin de fer de Lyon, est venu réclamer nos soins pour une affection de poitrine qui, malgré les soins éclairés du médecin de l'administration, faisait des progrès inquiétants. Cet homme est d'une constitution robuste, mais d'une irritabilité difficile à dire. Depuis un an il tousse et crache très-fréquemment. Il y a environ six mois, il a commencé à cracher du sang, et cette hémoptysie s'est répétée plusieurs fois depuis, même dans le courant du traitement. La toux est devenue plus forte, les quintes plus fréquentes, plus pénibles, les crachats plus épais et d'une couleur grisâtre. Les sueurs nocturnes sont plus abondantes, l'appétit presque nul. Les forces ont diminué d'une manière sensible et l'amaigrissement est très-marqué. Marche difficile, très-pénible, accès de fièvre reparaissant tous les soirs avec une intensité remarquable. A la percussion et à l'auscultation, on trouve une matité très-étendue au-dessous de la clavicule gauche, avec râle sous-crépitant. De plus, une adhérence assez forte de la plèvre du même côté, résultat d'une pleurésie que le malade avait eue en Afrique. La respiration était normale dans tout le côté droit de la poitrine, sauf au sommet du poumon droit,

où elle était un peu rude. Les inhalations forcées
furent mises en usage, et quinze jours après la respiration devint plus large, la marche plus facile, la toux
moins fréquente, l'expectoration moins abondante ;
les sueurs disparurent. Les accès de fièvre qui surve-
naient tous les soirs avaient considérablement diminué. Le cinquantième jour du traitement, ce malade
reprenait son service dans l'administration, jouissant
d'une parfaite santé et ne présentant aucun indice de
l'affection qu'il portait depuis un an ou dix-huit mois.

X.

Au mois de mai 1863, nous fûmes appelé pendant
notre séjour à Londres, à Ashride-Park, pour y
visiter un jeune homme attaché à la maison de lord
Bronslow, atteint de phthisie pulmonaire depuis environ deux ans.

Ce jeune homme, blond et âgé de vingt ans, était
d'une taille élevée. Ajoutons que sa croissance avait
été fort rapide. Voici l'état qu'il présentait : peau d'un
blanc mat très-prononcé, gencives et paupières considérablement décolorées, respiration courte, marche
extrêmement difficile. La toux, qui était sèche ordinairement, était suivie depuis un mois d'une expectoration assez abondante. Les sueurs nocturnes étaient
continues. La percussion faisait entendre un son mat
des deux côtés de la poitrine, mais bien plus déve-
loppé à gauche qu'à droite. A l'auscultation, on entendait des râles humides à gauche, au-dessous de la
clavicule et à la fosse sus-épineuse. A droite, la
respiration était simplement rude.

Tous les moyens employés n'ayant été d'aucune
utilité, le malade se soumit à notre traitement, qu'il
accepta très-volontiers, avec d'autant plus d'empres-
sement que cette méthode le soustrayait aux divers
médicaments dont il était fatigué.

Un mois de traitement suffit pour amener un changement très-notable dans l'état du malade. La physionomie présentait de l'animation; les yeux étaient
plus vifs; la coloration des gencives et des paupières
était revenue. Le teint était meilleur, la respiration
plus facile, plus large ; les sueurs avaient disparu.
La toux avait considérablement diminué; l'expectoration était à peu près nulle. La matité et les bruits
anormaux primitivement observés avaient singulièrement diminué. Le thorax avait gagné un centimètre et
demi de circonférence. Le 25 du mois de juillet suivant, nous nous assurâmes, après un examen sérieux,
que la respiration était rentrée dans son état normal,
qu'il n'existait aucun bruit insolite. Le jeune homme
était devenu fort, avait acquis de l'embonpoint. Depuis cette époque il jouit d'une santé parfaite. Nous
venons de recevoir aujourd'hui, 15 novembre 1866,
de ses nouvelles, qui nous assurent que sa santé ne
s'est pas démentie un seul instant.

XI.

Mademoiselle M., âgée de dix-huit ans, malade de la poitrine depuis le mois de juillet 1865, vint réclamer nos soins dans les premiers jours du mois d'avril dernier (1866). Son état était le suivant :

Tempérament lymphatique, décoloration de la peau, respiration courte, difficile, ascension presque impossible, douleurs de dos fréquentes, sueurs nocturnes continues, faiblesse extrême, amaigrissement marqué, chaleur âcre de la peau, accès de fièvre violents le soir, inappétence, toux quinteuse, fatigante et suivie d'une expectoration épaisse, jaunâtre, assez abondante; aménorrhée depuis le mois de septembre 1865. Matité complète au-dessous de la clavicule gauche et à la fosse sus-épineuse du même côté. Râles humides développés.

Les inhalations méthodiques furent mises en usage, et sous leur influence il se produisit au bout de vingt jours une amélioration très-sensible. Ainsi les sueurs avaient disparu, les accès de fièvre avaient diminué d'intensité, la respiration était devenue plus libre, la marche plus facile, la toux et l'expectoration s'étaient amendées. La matité était moins grande; les râles commençaient à perdre de leur force. Cette jeune personne partit pour la Bourgogne le 28 avril dernier, continuant toujours les inhalations. Le 17 juin, mademoiselle M. est rentrée à Paris en parfaite santé, avec un embonpoint charmant et en état de reprendre les fonctions d'institutrice qu'elle avait été obligée de quitter depuis le mois d'avril 1865. L'examen de la poitrine nous a donné tous les signes négatifs de l'affection tuberculeuse qui avait été parfaitement reconnue chez cette malade. La guérison était parfaite.

XII.

Déclaration faite par le malade lui-même.

Vers le 25 juillet 1865, je fus pris d'une toux vio-
lente que j'attribuais à une sueur rentrée. M. le docteur Fristo, médecin aide-major de l'école polytechnique, que je consultai, se borna à m'ordonner de
la tisane pectorale.

Quelques jours après, je rentrai dans ma famille,
toussant toujours et ayant souvent des quintes ana-
logues à celles de la coqueluche. Cependant je ne
consultai aucun médecin. Mais, vers le 10 septembre,
un crachement de sang très-abondant me fit recourir
au médecin de ma famille, M. le docteur Crestey.
Celui-ci me fit appliquer un vésicatoire dans le dos.
La toux devint moins opiniâtre, mais ne cessa pas. Je
partis alors pour l'Alsace, sans que les accès de toux,
quoique moins fréquents, cessassent complétement.

Le 30 octobre je revins à Paris, et le voyage me
rendit très-malade. Cependant le 1er novembre je
rentrai à l'école. Je toussais alors avec une violence
extrême, et le 4 novembre j'eus un vomissement de
sang excessivement considérable. Le 4, le 5 et le 6,
je ne cessai de cracher le sang en très-grande abondance, si bien que j'entrai à l'infirmerie de l'école
le 8 novembre.

M. le docteur Lagrave, médecin principal de première classe, entreprit alors le traitement de ma maladie. Il me fit d'abord appliquer dix sangsues à la fossette des clavicules, puis deux ventouses scarifiées derrière le poumon droit, puis un vésicatoire au même endroit, et enfin on me frotta le sommet de la poitrine avec de l'huile de croton tiglium. Pendant tout ce temps je pris des potions stibiées, et la dose d'antimoine y était assez forte. Vers la fin du traitement, on ajouta du baume de Tolu au soufre d'antimoine contenu dans ces potions.

La toux resta presque aussi opiniâtre; les crachements de sang disparurent, mais furent remplacés par une expectoration très-abondante.

Je quittai alors l'infirmerie de l'école et l'école le 23 novembre 1865; M. le docteur Lagrave et M. le docteur Crestey, que je consultai, me conseillèrent d'aller passer l'hiver à Amélie-les-Bains.

C'est à ce moment que je consultai M. le docteur Guirette. Le traitement commença le 26 de ce mois. Les derniers jours de novembre furent pluvieux, et cependant je restai toujours à peu près dans le même état. Un mieux sensible se déclara dans les premiers jours de décembre; mais bientôt, vers le 8 décembre, les crachements de sang recommencèrent. Tous les matins, en me levant, j'eus plusieurs crachements de sang; et cependant les accès de toux diminuaient. J'allais mieux, quoique l'appétit ne fût pas très-fort et que le sommeil fût très-léger. Cependant les sueurs

nocturnes qui m'avaient tourmenté tout le mois de
novembre disparurent très-rapidement, dès que je fis
usage de l'appareil du docteur Guirette.

Vers le 31 décembre, j'éprouvai un mieux très-
sensible qui dura jusque vers le 15 janvier 1866.
J'eus alors pendant quelques jours de nouveaux crachements de sang, mais qui n'influèrent pas sur mon
état de santé général. Depuis le 1ᵉʳ février 1866, la
toux a été toujours en diminuant; l'appétit et le
sommeil me sont complétement revenus, les crachements de sang ont disparu, l'expectoration est presque
insensible. Dans les premiers jours de mars 1866,
mon teint s'est coloré normalement, les forces me
sont rendues. Je me sens en voie de parfaite guérison.
Depuis cette époque, ma santé s'est toujours amélio-
rée. Rentré à l'École depuis le mois de novembre, je
me livre à mes occupations, avec la même facilité
qu'avant ma maladie. En un mot, je suis parfaitement
guéri.

Paris, le 10 janvier 1867.

ERNEST KUNTZ,

élève de l'école impériale polytechnique,
avenue de Clichy, 54.

Le résultat de la percussion et de l'auscultation à
la première visite de M. Kuntz fut le suivant :

Matité considérable à la partie antérieure de la

8

poitrine, du côté droit. Cette matité existait aussi à la partie postérieure du même côté.

Très-grosses bulles à la partie supérieure de la poitrine, du même côté, idem au sommet du poumon.

L'examen fait aujourd'hui, 25 mars, nous a donné tous les signes négatifs d'une phthisie pulmonaire : matité disparue, plus de bulles, plus de bruits anormaux, respiration ample et facile, murmure respiratoire doux et s'étendant dans toutes les parties du poumon primitivement lésé. — Guérison radicale.

XIII.

Le révérend Weolward, Ashride-Park, rectory, et aumônier de lord Bronslow, avait été témoin du succès obtenu sur le serviteur de Mylord dont nous venons de donner l'observation. Il nous invita, en août 1863, à vouloir bien appliquer notre méthode sur un de ses neveux atteint de l'affection de poitrine depuis environ quatre ans.

Ce malade, âgé de vingt-cinq ans, était d'une constitution délicate, d'une faiblesse telle qu'il fallait le lever et le transporter dans un fauteuil d'une place à une autre. Sa respiration était courte et très-difficile. Amaigrissement considérable, yeux éteints et mornes, toux quinteuse, fréquente, suivie d'une expectoration très-abondante; sueurs nocturnes si abondantes qu'on devait le changer de linge deux et trois fois par nuit.

A la percussion et à l'auscultation, on trouvait une matité qui s'étendait du bord inférieur de la clavicule gauche jusque vers la quatrième côte; la partie postérieure de la poitrine du même côté présentait le même phénomène dans presque toute son étendue. On entendait au sommet du poumon gauche un gargouillement très-prononcé. Du côté droit, la respiration était rude et peu large.

La phymie était arrivée au troisième degré; le malade était sans ressource; la mort se présentait inévitable. Tel fut le pronostic que nous portâmes et qui fut partagé par le docteur Hentz, médecin de la maison. Nous déclarâmes donc l'emploi des inhalations complétement inutile.

Cependant, sur des invitations réitérées, le malade fut soumis à l'usage de l'hématogène. Sous son influence, on vit, au bout de huit jours, les sueurs nocturnes disparaître. La respiration devint plus large, les suffocations diminuèrent de fréquence. Vers le quinzième jour, l'appétit commença à reprendre, la respiration se fit plus librement, l'expectoration fut moins abondante. Le malade pouvait faire quelques pas dans sa chambre. La physionomie avait pris de l'animation. Le gargouillement persistait toujours; la respiration du côté droit était plus large. Cette amélioration alla toujours croissant pendant un mois; c'est ce qui fit dire à M. le docteur Hentz qu'il ne doutait plus de la guérison. Mais nous nous hâtâmes de le dissuader en lui disant que cette amélioration n'était que passagère, et que le malade ne tarderait pas à succomber, attendu que l'auscultation ne révélait aucun changement dans le poumon gauche, siége du mal, et que la fièvre conservait toujours son intènsité. En effet, quels que soient les changements opérés à la suite des inhalations méthodiques, on ne peut compter sur la guérison qu'autant que l'état fébrile disparaît complétement. Le quarante-cinquième jour du traitement, le malade mourut dans la nuit, sans que rien eût pu faire prévoir un dénoûment si prompt.

XIV.

Madame veuve N..., de Meaux, vint nous consulter
dans le commencement du mois d'octobre 1865 pour
une affection de poitrine dont elle était atteinte depuis
deux ans au moins, et qui avait résisté aux divers traitements qu'elle avait suivis. Cette dame, âgée de
trente-cinq ans, d'une bonne constitution, est d'une
irritabilité peu ordinaire et d'une imagination extrêmement ardente. Elle présentait les symptômes suivants : toux fréquente et très-pénible, devenant plus
intense la nuit, et suivie d'une expectoration très-abondante ; crachats épais et d'une couleur jaunâtre ;
douleurs très-fortes dans le dos, accompagnées d'une
oppression très-fatigante qui augmentait au moindre
mouvement. Appétit à peu près nul ; frissons tous les
soirs, suivis d'une chaleur très-intense. Sueurs nocturnes très-abondantes ; décoloration de la peau très-prononcée, amaigrissement marqué ; règles supprimées depuis huit mois. Cette dame portait sur la partie
supérieure droite de la poitrine un très-large cautère
en pleine suppuration. La percussion et l'auscultation
fournirent les signes suivants : matité complète au-dessous de la clavicule droite, craquements humides
très-forts du même côté. Respiration rude du côté

gauche. La malade fut mise à l'usage des inhalations méthodiques, dont elle ne tarda pas à ressentir les effets bienfaisants. Voici ce qu'elle écrivait le quinzième jour de son traitement :

« Depuis mon retour de Paris, je suis assez bien. J'ai beaucoup d'appétit, je dors mieux et je tousse moins la nuit. J'éprouve parfois beaucoup de lassitude. Quant à mon cautère, je le fais sécher, comme vous me l'avez prescrit. Je fais mes inhalations le mieux possible. J'oubliais de vous dire que je ne transpire plus la nuit.

» Meaux, 16 octobre 1865. »

Le 20 novembre, madame veuve N... vint nous trouver à Paris. L'examen de poitrine nous accusa l'absence complète des bruits anormaux. La respiration était parfaite, la toux avait à peu près disparu ; la physionomie avait repris une coloration assez vive, les forces étaient revenues. Enfin, son état ne laissait, pour ainsi dire, rien à désirer. Le 23 décembre 1865, elle nous adressait la lettre suivante :

« Monsieur le Docteur,

» Ma santé est devenue de plus en plus satisfaisante depuis mon dernier voyage à Paris. Quoique je me sois un peu enrhumée il y a quelques jours, je vais toujours bien, et mon époque est venue comme si jamais je n'avais été malade. J'ai toujours bon appétit et un bon sommeil. J'ai acquis beaucoup d'embonpoint.

» Veuve N.... »

Nous avons eu occasion de revoir cette dame dans le courant du mois de novembre 1866, et nous pouvons affirmer qu'elle jouit d'une santé parfaite.

XV.

Madame M..., fillé d'un riche négociant de Paris,
âgée de trente ans, fut atteinte au mois d'août 1865
d'un rhume opiniâtre qui résista à la médication employée par les plus habiles médecins. Vers la fin de
novembre, la famille commença à concevoir quelques
inquiétudes, mais l'opinion du médecin sur l'état de
la maladie les fit complétement disparaître. On con-
tinua à suivre les prescriptions de notre confrère.
Néanmoins, vers le mois de janvier, la faiblesse de la
malade était devenue telle que les craintes de la famille reparurent. Dans cet état de choses, nous fûmes
appelé à visiter la malade, que nous trouvâmes dans
l'état suivant :

Cette jeune dame était d'une constitution lymphatique et d'une irritabilité extrême. Sa peau était d'un
blanc mat très-prononcé, et sa faiblesse fort grande.
Elle éprouvait une répugnance peu ordinaire pour les
aliments. Amaigrissement très-prononcé. Respiration
courte. Accès de fièvre tous les soirs; sueurs nocturnes très-abondantes. Toux fréquente, opiniâtre;
crachats épais, verdâtres. A la percussion et à l'auscultation, nous constatâmes une matité très-développée
au-dessous de la clavicule gauche et à la fosse sus-
épineuse du même côté; même phénomène au-dessous de l'angle inférieur de l'omoplate. On entendait

au-dessous de la clavicule des râles humides assez forts; à la partie postérieure de la poitrine, à l'angle de l'omoplate, il y avait absence complète du bruit respiratoire. En présence de pareils signes et de la faiblesse de la malade, le pronostic ne pouvait être que fâcheux. Après avoir exprimé notre opinion d'une manière positive, nous fîmes l'application de la méthode des inhalations. Douze jours après, la malade sentit sa respiration plus libre, plus large. L'expectoration devint plus facile, et les sueurs furent moins abondantes. La physionomie reprit de l'animation, le courage se ranima. L'amélioration était incontestable. Cet état alla toujours en augmentant pendant à peu près un mois, au point que notre collègue ne put s'empêcher de manifester son étonnement à la famille, la rassurant de nouveau sur les suites de la maladie. Nous étions loin de partager la quiétude de notre confrère, sachant par expérience qu'une amélioration de ce genre n'est que passagère tant que l'état fébrile n'a pas complétement disparu et que la chaleur âcre de la poitrine qui accompagne toujours cette affection n'a pas fait place à une chaleur douce et normale. C'est pourquoi, vers le 15 avril suivant, la scène changea tout à coup. La toux devint plus fréquente, plus opiniâtre, l'expectoration plus abondante, la peau plus brûlante, la fièvre plus intense, le sommeil plus tourmenté; les forces diminuèrent, le courage de la pauvre malade s'affaiblit, et enfin, dans les premiers jours de juin, elle succomba.

XVI.

Mademoiselle F..., demeurant faubourg du Temple,
âgée de vingt-huit ans, d'une constitution robuste,
d'une taille élevée, souffrait depuis trois ans environ
de la poitrine, et fut atteinte au commencement de
décembre 1865 d'un rhume qui la rendit plus malade,
dit-elle, et que rien ne put guérir. Elle vint donc, le
15 février, réclamer nos soins, espérant que notre
méthode pourrait la débarrasser de ce qu'elle appelait
son *gros rhume.*

Voici l'état dans lequel se trouvait cette malade le
jour de sa visite : toux opiniâtre, fréquente, crachats
sales, déchiquetés, teints de sang. Faiblesse extrême,
dépérissement complet; matité très-étendue du côté
gauche au-dessous de la clavicule, ainsi qu'à la partie
postérieure du même côté, pectoriloquie très-prononcée. Respiration trachéale du côté droit. La malade
est phthisique au troisième degré et sans aucun espoir
de salut. Aussi n'est-ce que pour soutenir son courage
et son espoir de guérison que nous avons consenti à
la soumettre à l'usage des inhalations. Néanmoins,
nous devons faire observer qu'au bout de quinze jours
du traitement la physionomie avait repris de l'animation, les sueurs nocturnes n'existaient plus; la malade

semblait avoir acquis un peu plus de force et d'énergie ; mais la toux et l'expectoration n'avaient nullement diminué. La fièvre surtout n'avait rien perdu de sa force. Le vingt-cinquième jour du traitement la malade mourut. — Cette mort avait été prévue par nous d'après les raisons que nous venons d'exposer.

XVII.

M. P..., de la Nouvelle-Orléans, est venu en France au mois d'octobre 1865 pour traiter une affection de poitrine qu'il avait depuis deux ans. Cet homme, âgé de quarante-sept ans, exerce la profession de forgeron. Il est d'une bonne constitution et doué d'une énergie peu commune. Voici l'état dans lequel il s'est présenté dans notre cabinet :

Maigreur très-marquée, respiration courte, difficile, marche très-pénible, ascension presque impossible. Toux opiniâtre, fréquente, crachats épais, verdâtres, sueurs nocturnes abondantes, inappétence complète. Chaleur âcre de la peau, fièvre continue avec exacerbation vers cinq ou six heures du soir. Matité très-étendue au-dessous de la clavicule droite, râles muqueux très-développés. Pectoriloquie.

Nous soumîmes ce malade à la méthode des inhalations forcées. Le quinzième jour du traitement, la respiration fut plus facile, la marche moins pénible, la toux diminua de fréquence et d'intensité, l'expectoration fut moins abondante. La chaleur âcre de la peau, surtout sur la poitrine, était sensiblement diminuée. Les accès de fièvre, quoique persistants, avaient perdu de leur force. L'auscultation n'offrait encore aucun changement dans les poumons. Nous crûmes nous apercevoir que le râle muqueux était moins fort. Le

trentième jour du traitement, tous les signes constatés
primitivement avaient ou disparu ou notablement diminué. La toux était beaucoup moins forte et moins
fréquente, l'expectoration était presque nulle. Le râle
muqueux et la pectoriloquie avaient disparu ; la respiration était à peu près normale. Ce malade partit
pour Besançon le 5 novembre, continuant l'emploi de
l'hématogène. Le 20 décembre, époque de son retour
à Paris, il ne toussait plus, ne crachait plus, et avait
acquis un embonpoint considérable. Il est reparti dans
les colonies le 10 janvier 1866, jouissant d'une très-
bonne santé.

Je soussigné déclare que ma fille, âgée de dix-
huit ans, a été atteinte d'une affection de poitrine
grave qui compromettait ses jours. Après avoir con-
sulté mon médecin sur cette position, et avoir reçu de
lui une réponse significative sur la perte plus ou moins
prochaine de mon enfant, je me suis adressé au docteur Guirette pour réclamer ses soins. Je déclare qu'au
bout de trois mois ma fille était parfaitement guérie
par la méthode du docteur Guirette, et qu'elle jouit
d'une bonne santé.

En foi de quoi je signe la présente déclaration,
désirant dans l'intérêt général qu'elle reçoive toute la
publication nécessaire.

Paris, le 16 août 1861.

BARON.
Rue du Château-d'Eau, 71.

XVIII.

Je soussigné, Thomas Smith, âgé de dix-neuf ans, certifie que j'ai été entièrement guéri de la consomption par le traitement du docteur Guirette, traitement que j'ai suivi dans l'hôpital de Brompton sous la direction du docteur Stone.

Je déclare en outre que ma guérison a eu lieu après quarante-deux jours de traitement.

Le 15 octobre 1863.

Signé.: Thomas Smith.

17, Hollen street, Oxford street W.

XIX.

Je soussigné, Joseph Ward, âgé de vingt-sept ans, déclare par le présent que M. le docteur Guirette m'a, entièrement guéri d'une maladie pulmonaire, et que j'ai suivi son traitement sous la direction du docteur Stone, dans l'hôpital de Brompton, pour la consomption. Je déclare aussi que ma guérison a été effectuée dans l'espace de deux mois.

Le 24 octobre 1863.

Signé : Joseph Ward.

58, Saint-James street, Lissot Grove N. W.

XX.

Je certifie par le présent que madame Charles, mon épouse, avait une maladie appelée *phthisie*, et qu'elle a été complétement guérie par le traitement de M. le docteur Guirette dans le court espace de temps de deux mois.

En foi de quoi j'ai donné la présente attestation.

Le 22 août 1864.

Signé : CHARLES.

Upper Rupert street, Hay-Market.

XXI.

Le présent est pour certifier que durant les quatre dernières semaines j'ai été traitée par le docteur Guirette pour maladie des poumons, que je me trouve bien soulagée, et que je continuerai son traitement.

Le 22 août 1864.

Signé : S. SADLER.

39, Duke street, Smithfield.

XXII.

Je souffre depuis le 1ᵉʳ octobre 1863 de la phthisie, et j'avais une toux avec des crachements conti-
nuels, jusqu'au traitement de M. le docteur Guirette.

Depuis le traitement, qui dure maintenant depuis
quatre semaines, je trouve que ma santé est presque
tout à fait rétablie.

Je ne peux que recommander M. le docteur Guirette à tous les phthisiques.

Londres, le 23 août 1864.

Signé : W. Krussot.
4, Union street, Hanover square.

XXIII.

M. G..., âgé de trente-cinq ans, employé dans une des administrations du chemin de fer de Paris, était atteint de l'affection de poitrine depuis dix-huit mois, quand il nous fût présenté au mois d'octobre 1865 par un pharmacien distingué, ancien élève des hôpitaux. Les soins qu'il recevait depuis l'invasion de la maladie, d'un médecin dont on ne saurait mettre le savoir en doute, n'empêchaient pas celle-ci de faire des progrès assez considérables pour que l'on songeât à son remplacement, dans la persuasion d'une fin funeste. A l'examen, nous trouvâmes le malade dans l'état suivant :

Décoloration de la peau, amaigrissement marqué, faiblesse extrême, inappétence, répugnance pour une grande partie des aliments, douleurs dans le dos; respiration courte, toux fréquente, expectoration assez abondante, crachats épais, jaunes, plus colorés le matin que dans la journée; crachements de sang répétés, assez forts, sommeil interrompu par la fréquence de la toux.

La percussion et l'auscultation révélèrent une matité assez étendue au-dessous de la clavicule gauche, et à la partie postérieure du même côté, au-dessous de

9

l'angle de l'omoplate; des craquements très-développés, avec de grosses bulles dans l'une et l'autre de
ces parties.

Ce malade se soumit à l'emploi des inhalations au
moyen de notre hématogène, et, vingt jours après, il
éprouva une amélioration marquée. La respiration
était devenue plus facile, plus longue, la toux moins
fréquente, l'expectoration moins abondante. Les crachats étaient devenus moins épais et avaient pris une
teinte plus claire. L'appétit commençait à se faire sentir, le sommeil était plus calme. Le malade se sentait
un peu plus d'énergie. Les craquements avaient perdu
de leur force et avaient sensiblement diminué. Enfin, deux mois après, c'est-à-dire au mois de janvier 1866, M. G... se fit examiner, sur ma demande,
par son médecin, le docteur B..., qui fut émerveillé
de l'état satisfaisant de son client, et qui put constater
une guérison radicale. M. G... n'a jamais quitté son
poste, jouit d'une santé parfaite, et a pris un embonpoint très-satisfaisant.

DE L'ASTHME.

Il nous eût été facile de puiser dans notre recueil d'observations, et de donner un bien plus grand nombre de guérisons de malades atteints de phthisie au premier et au second degré. Mais comme la présente brochure a pour but seulement d'attirer l'attention sur notre méthode et de relever le courage des malades et des médecins qui restent impuissants et désespérés devant cette redoutable, mais non incurable affection, nous pensons que les observations que nous avons choisies doivent suffire. Un ouvrage que nous comptons publier un peu plus tard contiendra des tableaux statistiques dont les chiffres seront singulièrement instructifs.

Il nous reste maintenant à publier quelques observations de guérison d'une maladie des organes respiratoires regardée comme étant aussi incurable que la phthisie, mais heureusement n'ayant pas le même caractère et n'entraînant pas fatalement la mort. Nous voulons parler de l'asthme.

Nous n'avons pas l'intention d'étudier sa nature intime, de discuter sur les nerfs dont l'action est troublée dans cette maladie douloureuse; nous nous contentons, aujourd'hui, de faire connaître les résultats heureux de notre mode de curation, remettant à

9.

plus tard la partie dogmatique de notre œuvre. Des faits d'abord, puis, comme conséquence, l'exposé de la théorie.

ASTHME.

I.

M. D... est un homme de quarante-cinq ans, d'une excellente constitution, mais d'un amaigrissement remarquable. Il est mégissier de son état, et déclare être atteint de l'asthme depuis deux ans. Sa physionomie est anxieuse, sès yeux injectés, sa respiration courte, sifflante, difficile. Cette affection ne l'avait pas empêché de se livrer à ses occupations, parce que les accès qu'il avait n'avaient lieu que la nuit; mais depuis trois mois environ, des suffocations très-fréquentes dans la journée, lui retirant les forces, dit-il, l'ont forcé d'interrompre son métier. L'auscultation fait entendre dans presque toute l'étendue de la poitrine des râles sibilants très-forts. Il y a deux mois que ce malade passe les nuits sur une chaise, tant les accès sont violents.

Nous avons fait usage de l'hématogène le 5 décembre 1856, et au fur et à mesure que des aspirations méthodiques se sont faites, la respiration est devenue plus facile, plus large, les crises sont devenues moins

fortes et moins fréquentes pendant le jour d'abord.
Au bout de vingt jours de traitement le malade a pù
se coucher dans son lit. Le 10 janvier 1866, époque
de sa troisième visite, il assure passer des nuits très-
calmes relativement à celles qu'il passait avant le
traitement. Les inhalations furent continuées pendant
le mois de janvier avec d'autant plus de soin que le
malade sentait l'amélioration survenue dans son état.
A la fin du mois la respiration était libre, franche, le
râle avait disparu. Dans, la première quinzaine du
mois de février, cet homme reprit ses occupations,
qu'il n'a plus quittées depuis cette époque.

II.

M. P.., âgé de quarante-cinq ans, demeurant rue
de Ménilmontant, atteint de l'asthme depuis trois
ans, se présenta dans notre dispensaire le 15 novembre 1865. Sa femme, qui l'accompagnait, me dit que
les crises que son mari éprouvait étaient de plus en
plus fortes.

La respiration chez ce malade était très-difficile,
courte et sifflante, la parole presque impossible; ses
yeux étaient très-injectés. Depuis environ deux mois,
il passait les nuits dans un fauteuil. La position horizontale était impossible. Toutes les nuits, de minuit
à deux heures du matin, l'accès survenait avec une
telle force que la suffocation paraissait imminente,
et durait ordinairement jusqu'à quatre heures. Au
reste, ce malade était d'une bonne constitution, assez
robuste, et ne présentait aucune lésion organique du
côté de la circulation; mais on observait de l'emphysème à la partie postérieure de la poitrine du côté
droit. Nous le mîmes à l'usage des inhalations au
moyen de l'hématogène le matin et le soir. Au fur et
à mesure que le malade fit des inhalations forcées
méthodiques, la respiration devint plus facile, plus
ample, sa physionomie reprit du calme, ses yeux
devinrent moins injectés et les accès moins violents.
Au bout de huit jours cet homme éprouva une amé-

lioration dont il ne revenait pas. Il put passer la nuit couché dans son lit, mais non sans avoir un accès qui durait encore une heure environ. Le vingt-cinquième jour du traitement, je pus constater que les phénomènes observés primitivement avaient disparu. Il ne restait qu'un point bien restreint où l'on trouvait encore de l'emphysème. Au reste le malade passait les nuits couché dans son lit, avec un sommeil calme et sans interruption. Il a continué le traitement pendant environ trois mois, tout en ayant repris ses occupations ordinaires sans en éprouver des inconvénients. Nous l'avons revu vers le mois de septembre dernier se portant parfaitement et n'ayant plus eu de crises depuis le traitement.

III.

M. G., âgé de soixante-neuf ans, demeurant rue
Saint-Jacques, s'est présenté au commencement du
mois de novembre 1865 dans mon dispensaire pour
réclamer mes soins. Cet homme est atteint d'un
asthme qui a résisté depuis dix ans aux divers moyens
qui ont été employés. Sa respiration est sifflante,
très-courte même au repos. La nuit il éprouve des
suffocations qui durent généralement de une heure à
trois ou quatre heures du matin et qui se terminent
par l'expectoration d'une matière filante et très-abondante. Depuis trois mois environ cet homme est
obligé de passer les nuits assis sur son lit ou dans
un fauteuil, la position horizontale étant impossible. Il
faut ajouter à cela que les forces sont considérablement diminuées, et que la marche est très-pénible. Je
le soumis à la méthode des inhalations forcées, ayant
soin de lui faire bien comprendre la manière d'opérer,
chose que tous les malades ne saisissent pas toujours.

Huit jours après, époque de sa première visite,
nous pûmes constater une amélioration sensible. Sa
respiration était plus longue, sa parole plus facile;
son facies commençâit à prendre de l'animation. Le
malade nous accusa une diminution notable dans la
force des accès.

Fin novembre, époque de sa deuxième visite, la

physionomie de cet homme avait complétement changé. On n'entendait plus cette respiration sifflante qui gênait si fortement le malade : elle était devenue calme, normale. Le sommeil était possible dans la position horizontale. Cependant les accès persistaient, mais avec moins de force et de fréquence. Les râles sibilants étaient plus rares et plus faibles. Cette amélioration croissante persista pendant les mois de décembre et janvier suivant. Mais dans le courant de février il revint me prier de lui faire reprendre les inhalations qu'il avait cessées depuis un mois, m'avouant qu'à la suite d'un chaud et froid il se sentait moins bien que les mois derniers. Depuis cette époque, j'ai suivi cet homme pendant environ six mois, et j'ai pu me convaincre qu'il se portait parfaitement, et qu'il n'avait plus d'accès.

IV.

M. D., riche négociant de Paris, était atteint depuis longtemps d'une dyspnée qui prenait des proportions inquiétantes, malgré les divers moyens qu'un médecin distingué employait pour la combattre. Cette dyspnée avait cela de particulier, contrairement à un autre cas que j'ai été à même d'observer depuis chez un de nos professeurs distingués, c'est que toutes les fois que M. D. se rendait à son usine, située à une vingtaine de lieues de Paris, elle augmentait et prenait un caractère d'acuité de plus en plus gênante. Les accès étaient plus forts et de plus longue durée. Au mois de juillet 1865 je fus appelé auprès de lui pour l'examiner. Je trouvai sa poitrine d'une résonnance parfaite dans toute son étendue. L'auscultation ne dévoila aucun phénomène particulier. Seulement je constatai que l'étendue de la respiration ne se trouvait pas en rapport avec le développement du thorax. Au reste l'état général de M. D. était des plus satisfaisants.

Les inhalations méthodiques au moyen de l'hématogène furent mises en usage. Au bout de quinze jours de ce traitement M. D. éprouva un soulagement notable. Le traitement fut continué pendant deux mois, après lesquels la dyspnée avait disparu presque complétement; je dis presque, parce que les crises,

quoique considérablement affaiblies, se faisaient
encore parfois sentir quand il couchait à son usine.
Je ferai observer qu'à la suite des inspirations forcées
il s'est produit chez M. D. un phénomène fort remarquable et qui est de la plus grande importance chez
les chanteurs, comme j'ai eu lieu de m'en convaincre
depuis. M. D. possédait, avant qu'il fût atteint de
cette dyspnée, une voix de baryton remarquable qui
avait complétement disparu; après deux mois de
traitement sa voix était revenue avec toute sa fraî-
cheur, au grand étonnement des personnes qui ont
l'avantage de le fréquenter.

V.

Un pharmacien des plus distingués de Paris, bien connu par ses travaux scientifiques, M. G., était asthmatique depuis cinq ou six ans. Malgré les soins assidus des médecins les plus célèbres, son affection persistait, le forçant fréquemment de quitter Paris pour aller habiter le Midi.

Enfin, cédant aux instances réitérées d'un de ses amis, M. G. voulut bien se soumettre à mon traitement, mais, hâtons-nous de le dire, avec une bien faible confiance dans son efficacité.

Dyspnée intense, respiration sifflante, élevée, faciès d'une coloration pourprée, yeux fortement injectés, insomnies presque complètes, tel était l'état du malade, malgré l'usage du bromure de potassium et des cigarettes nitrées, au moment où nous le mîmes en traitement. L'emploi de l'hématogène ne tarda pas à produire ses merveilleux effets. Quinze jours après avoir fait des inhalations forcées méthodiques, M. G. éprouva un mieux notable, qu'il crut d'abord devoir attribuer à un déplacement régulier qu'il s'était imposé. Mais l'usage continu des inhalations ne lui laissa aucun doute sur l'efficacité de cette méthode. Au bout de trois mois de traitement, M. G. fut parfaitement guéri de son asthme. Aujourd'hui, il vaque à ses occupations sans éprouver la moindre atteinte de son affection.

FIN.

TABLE DES MATIÈRES.

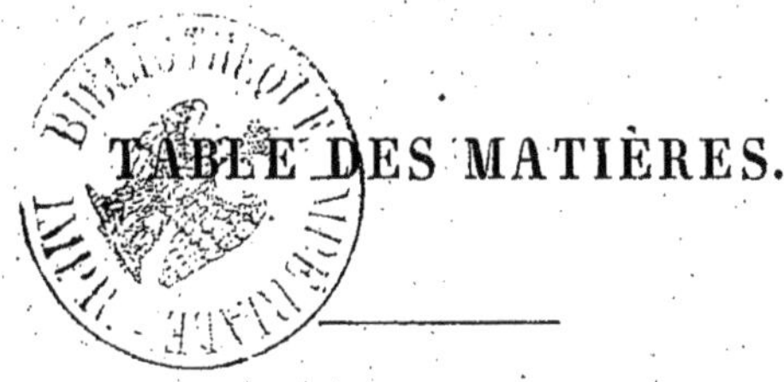

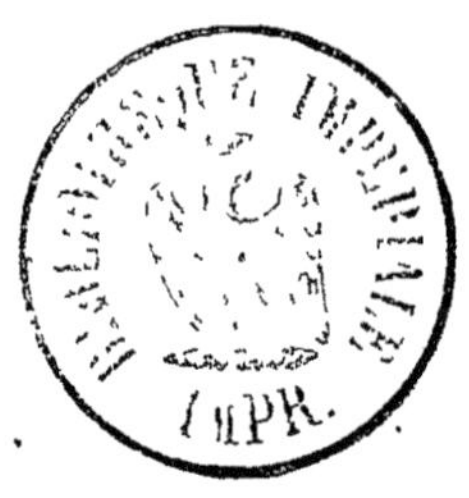

www.ingramcontent.com/pod-product-compliance
Ingram Content Group UK Ltd.
Pitfield, Milton Keynes, MK11 3LW, UK
UKHW021938070726
13614UKWH00001B/500